大医释问丛书

一本书读懂卵巢早衰

主编 孙自学

中原农民出版社
·郑州·

图书在版编目（CIP）数据

一本书读懂卵巢早衰 / 孙自学主编 . —郑州：中原农民出版社，2019.12

（大医释问丛书）

ISBN 978-7-5542-2196-9

Ⅰ . ①一… Ⅱ . ①孙… Ⅲ . ①卵巢功能早衰 - 问题解答

Ⅳ . ① R711.75-44

中国版本图书馆CIP数据核字（2019）第275023号

一本书读懂卵巢早衰

YIBENSHU DUDONG LUANCHAO ZAOSHUAI

出版社： 中原农民出版社

地址： 河南省郑州市郑东新区祥盛街27号7层　　**邮编：** 450016

网址： http://www.zynm.com　　**电话：** 0371-65751257

发行： 全国新华书店

承印： 新乡市豫北印务有限公司

投稿邮箱： zynmpress@sina.com

策划编辑电话： 0371-65788677　　**邮购热线：** 0371-65713859

开本： 710mm×1010mm　　1/16

印张： 7

字数： 97千字

版次： 2020年1月第1版　　**印次：** 2020年1月第1次印刷

书号： ISBN 978-7-5542-2196-9　　**定价：** 28.00元

本书如有印装质量问题，由承印厂负责调换

编委会

主 编 孙自学

副主编 王春霞 宋艳丽

编 委 孙自学 王春霞 宋艳丽

内容提要

卵巢早衰是较为常见的一种女性疾病，其发病率越来越高，也越来越趋于年轻化，给现代女性带来身心两方面的痛苦。为了帮助女性朋友预防和治疗卵巢早衰，特聘请长期从事妇科生殖方面临床经验丰富的专家，以问答的形式、通俗生动的语言向读者介绍卵巢早衰的相关知识。书中所提出的问题都是人们最关心、最常见、最具代表性的问题。全书详细介绍了女性的生殖系统、揭开卵巢早衰的面纱、诊断卵巢早衰的方法、卵巢早衰的相关问题、选择正确的治疗方法、卵巢早衰的预防与康复等相关内容。愿本书能为女性朋友答疑解惑，帮助她们科学地保养身体，保护卵巢，预防卵巢早衰的发生，拥有健康美丽的人生。

目 录

女性的生殖系统

揭开卵巢早衰的面纱

诊断卵巢早衰的方法

卵巢早衰的相关问题

选择正确的治疗方法

卵巢早衰的预防与康复

女性的生殖系统

 女性的生殖系统主要包括哪些器官？

　　女性的身体常被人们视为一个神秘的禁地。许多人并不了解女性生殖器官的结构和功能，更不用说熟知如何怀孕生子。有些小女孩被男孩子拉拉小手便以为自己会怀孕。甚至有些大学生都以为夫妻两人躺在一起，身上的分子便会跳来跳去发生化学反应就会怀孕。实际上，怀孕生子是一个很复杂的生理过程，要求女性必须同时具备独特的生殖系统与正常的生理功能。女性生殖系统是由外生殖器及内生殖器组成的。外生殖器是生殖器的外露部分，显露在身体表面，包括阴阜、大阴唇、小阴唇、阴蒂和阴道前庭。阴道前庭部分包括前庭球、前庭大腺、尿道外口、阴道口和处女膜。内生殖器则由阴道、子宫、输卵管和卵巢组成。这些器官的主要功能包括分泌激素、排卵、受精和分娩等。

 卵巢的位置及生理功能有哪些？

　　卵巢是女性身体上十分重要的器官，因此，我们需要爱护她、呵护她。那么，卵巢的具体位置到底在哪里，想必大家也是十分好奇的。

　　你知道卵巢在什么位置吗？卵巢由外侧的骨盆漏斗韧带（卵巢悬韧带）和内侧的卵巢固有韧带悬于盆壁与子宫之间，借卵巢系膜与阔韧带相连。也就是说卵巢位于子宫底的后外侧，一般位于卵巢窝内，其外侧与盆腔侧壁的腹膜相接。

　　女性怀孕时，由于子宫增大、移动，卵巢位置也会相应地发生改变。当胎儿娩出后，卵巢一般不再回到其原来位置。胎儿卵巢的位置与男性睾丸的位置相似，位于腰部肾附近。初生儿卵巢位置较高，略呈斜位。成人的卵

巢位置较低，其长轴近
于垂直位，输卵管端位
于骨盆上口平面的稍下
方、髂外静脉附近，恰
与骶髂关节相对；子宫
口向下，居盆底腹膜的
稍上方，与子宫外侧角
相接；系膜缘位于脐动
脉索后方，游离缘位于
输卵管前方。老年女性

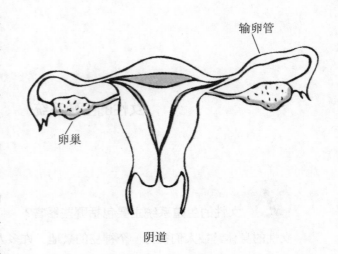

的卵巢位置更低。另外，卵巢的位置可因子宫位置的不同而受影响。比如当
子宫左倾时，左卵巢稍向下移位，子宫端稍转向内；右倾时，则相反。

我们了解了卵巢的位置，再来讲一讲卵巢的功能吧！卵巢为一对扁平的
椭圆形性腺，是女性产生与排出卵子并分泌甾体激素的性器官。卵巢在女性
的一生中有两大主要功能，分别是生殖功能和分泌功能。

3 输卵管的位置及生理功能有哪些?

输卵管对于女性的一生有特别重要的意义，因此很多女性都非常想详细
地了解一下输卵管的位置和生理功能。

输卵管为一对细长而弯曲的肌性管道，位于人体的盆腔内。一般人有两
条输卵管，分别位于子宫的左、
右两侧。输卵管位于阔韧带上缘
内，内侧与子宫角相连通，外端
游离呈伞状，与卵巢相近，全长
8～14 cm。根据输卵管的形态，
由内向外分为4部分：①间质
部。潜行于子宫壁内的部分，长
约1 cm，管腔最窄。②峡部。在

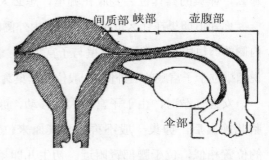

输卵管解剖示意图

间质部外侧，细而较直，管腔较窄，长2～3cm。③壶腹部。在峡部外侧，壁薄，管腔宽大且弯曲，长5～8cm，内含丰富皱襞，受精常发生于此。④伞部。在输卵管最外侧端，长1～1.5cm，开口于腹腔，管口处有许多指状突起，有"拾卵"作用。

输卵管是女性生殖系统的主要组成部分之一，具备"输送"与"提供场所"两大功能。"输送"功能主要通过纤毛的摆动来完成，成熟卵子由伞部捡拾后，通过纤毛摆动以到达壶腹部；精子通过纤毛摆动从子宫游走至壶腹部；精卵结合后，尚需纤毛摆动使受精卵游走至子宫腔。

 子宫的位置及生理功能有哪些？

子宫是女性朋友不可或缺的器官。如此重要的器官，它的位置在哪里呢？

子宫是有腔壁厚的肌性器官，呈倒梨形，位于盆腔中央，前为膀胱，后为直肠，下端接阴道，两侧有输卵管和卵巢。子宫的位置可随膀胱与直肠的充盈程度或体位不同而有变化。比如当我们直立时，子宫体几乎与水平面平行，子宫底伏于膀胱的后上方，子宫颈保持在坐骨棘平面以上。成人正常的子宫呈轻度前倾、前屈姿势。前倾指子宫轴与阴道轴之间呈向前开放的角度，前屈为子宫体与子宫颈之间的弯曲。

子宫的正常位置主要依靠子宫诸韧带、盆膈、泌尿生殖膈及会阴中心腱等结构维持。这些结构受损或松弛时，可以引起子宫脱垂。

简而言之，子宫的功能是孕育胚胎、胎儿和产生月经。首先，子宫具有很大的伸缩性，所以在怀孕以后，随着妊娠的进展，胎儿、胎盘及羊水的形成与发育，子宫体也逐渐增大变软，使胚胎、胎儿能在母体内茁壮成长，正常情况下不用担心胎儿会长得过大顶破子宫。但是，对于有过剖宫产病史的女性，要及时排除剖宫产瘢痕部位妊娠的可能。如果孕卵着床在剖宫产瘢痕处，由于切口瘢痕处缺乏收缩能力，在胎儿生长过程中及分娩时，孕妇有大出血的可能，所以应当早观察、早诊断、早治疗。其次，在下丘脑－垂体－卵巢轴的调控下，在卵巢分泌雌激素时，子宫内膜呈增殖期变化；排卵以后，孕激素分泌逐渐增加，子宫内膜呈分泌变化。如果排卵14天后没有成功受精，此时的子宫内膜便失去雌激素、孕激素的支持发生剥脱而出现阴道出血，这就是我们所说的月经。最后，我们应该明确地知道，子宫在不同的时期，发挥着不同的功能。

 子宫颈的位置及生理功能有哪些?

前面了解了子宫的位置与功能，那么，子宫颈又在什么位置？它有哪些功能呢？

首先从"子宫""子宫颈"这两个词语即可看出二者关系密切。子宫颈位于子宫下部，近似圆锥形，长 2.5 ～ 3 cm，上端与子宫体相连，下端深入阴道。阴道顶端的穹隆又将子宫颈分为两部分，子宫颈突入阴道的部分称子宫颈阴道部，在阴道穹隆以上的部分称子宫颈阴道上部。子宫颈的中央为前后略扁的长梭形管腔，其上端通过子宫颈内口与子宫腔相连，其下端通过子宫颈外口开口于阴道。内外口之间即子宫颈管。子宫颈外口可因女性有无经阴道分娩而分为两种形状：未经阴道分娩生育过的女性呈圆形，也就是说，即使一位女性育有孩子，但只要不是经阴道分娩，那么她的子宫颈外口便呈圆形；经阴道分娩生育过的妇女形成横裂，也就是"一"字形。

子宫颈的大小与子宫体比例随年龄及内分泌状态等的变化而变化。子宫颈的功能，主要有以下几点。

☺ 子宫颈是精子闯关奔向卵子的第一站。子宫颈可分泌一种黏液，即子宫颈黏液，其性状及量的多少受性激素的影响而发生周期性变化。在雌激素的作用下，子宫颈黏液变得稀薄，有利于精子穿过。

☺ 子宫颈管是储藏精子的地方。它的内壁有很多隐窝与裂隙，精子可暂存于此休养生息，等获得能量后再进入子宫。

☺ 妊娠后为了适应胎儿的生长，子宫不断增大、变软。但子宫颈仍保持关闭状态，保证了胎儿在子宫内安全生长，直到妊娠足月。如果有早产、中晚期复发性流产的病史，则需在下次怀孕前检查子宫颈功能，以排除子宫颈因素所导致的流产。

☺ 妊娠足月，分娩期的子宫颈逐渐变软，开始扩张，子宫口开大，由 0.5 cm

开大至 10 cm，为胎儿顺利娩出打开第一道大门。因此，子宫颈是胎儿正常娩出的必经之路。

☺ 也有人认为子宫颈是性敏感的器官，与性生活有一定关系。

 阴道的位置及生理功能有哪些？

许多女性羞于说起阴道，认为那是最隐秘的地方，谈及阴道被认为是不端庄的行为。现实生活中，有女性年近 30 岁还分不清阴道与肛门。现在就来讲讲阴道的位置及功能，希望每一位女性都能对自己的身体有所了解。

有人会有疑问，阴道的位置在哪里呢？现实生活中，有很多人并不能很好地区分阴道口与尿道口。还有许多女性认为"阴道"指的是所有女性外生殖器官，就诊时会用"阴道痒""里面痛"这样的说法来描述，但在进行妇科检查时指的却是阴唇或者其他地方，而不是医护人员所认识的"阴道"。这其实是一个错误的认知。阴阜、大阴唇、小阴唇、阴蒂、阴道前庭均为外生殖器，而阴道属于内生殖器。阴道位于真骨盆下部中央，是一个上宽下窄的管道，前壁长 7 ~ 9 cm，与膀胱和尿道相邻；后壁长 10 ~ 12 cm，与直肠贴近。上端包绕子宫颈阴道部，下端开口于阴道前庭后部。子宫颈与阴道间的圆周状隐窝，称为阴道穹隆。按其位置分为前、后、左、右 4 部分，其中后穹隆最深，与盆腔最低的直肠子宫凹陷紧密相邻。如果你实在记不住阴道的具体位置，请记住两个关键字：里面。

至于阴道的功能，有以下几个方面：①它是性交器官。通俗地讲，它是性交时阴茎进入的地方。②它是经血排出的通道。如果你是女孩，在第一次发现内裤上有血迹时，不要惊慌，可以向妈妈寻求帮助，这可能是你第一次来月经，在这里对你说一声："恭喜你，姑娘，这是成长路上必然的经历！"③它是胎儿娩出的通道。孩子出生遇到的第一次挑战，就是通过阴道降临于世。

 卵巢的病变有哪些？

卵巢是女性独有的生殖器官，同时又是一个很脆弱的器官，因此女性很容易患上很多卵巢方面的疾病。所以，作为女性，平时要多注意卵巢的保养，了解一些常见卵巢疾病的防护常识。常见卵巢方面的疾病主要有以下几种。

（1）卵巢囊肿：卵巢囊肿是指卵巢内有囊性的肿物形成。卵巢囊肿可分为肿瘤性和非肿瘤性两类。肿瘤性卵巢囊肿就是卵巢肿瘤，非肿瘤性囊肿包括卵巢功能性囊肿以及子宫内膜异位囊肿。育龄女性最容易发生卵巢功能性囊肿，多为卵巢本身或药物刺激造成的过度生理性反应所导致，可以在下一次月经干净后行彩超检查。

（2）卵巢癌：卵巢癌是女性生殖器官常见的肿瘤之一，发病率仅次于子宫颈癌和子宫体癌而居第三位。卵巢的胚胎发育、组织解剖及内分泌功能较复杂，它所患的肿瘤有良性和恶性之分。

（3）多囊卵巢综合征：多囊卵巢综合征是一种常见的女性内分泌疾病，是导致生育期女性月经紊乱的最常见原因之一。患该病的女性多数有典型症状，如月经失调（有些女性月经推迟1个月，甚至闭经）、不孕、多毛（有些女性虽然四肢汗毛较少，但上唇或乳晕周围却可能长毛）、痤疮、肥胖、黑棘皮症（最常见的便是颈背部，也就是我们常说的脖子后面皮肤皱褶部位出现灰褐色色素沉着，会出现皮肤增厚，质地柔软）。

 输卵管的病变有哪些？

前面我们已了解了输卵管的位置及功能，那么，你知道输卵管都有哪些病变吗？一般来说，输卵管的病变分为慢性输卵管炎与急性输卵管炎，具体如下。

（1）慢性输卵管炎，常伴有卵巢炎，在临床上称为附件炎。因病变部位、程度不同，常见以下几种类型。

1）慢性间质性输卵管炎：由于长期炎症，输卵管壁间结缔组织增生纤维化，使管壁增厚变硬，管体增粗，管腔阻塞不通。输卵管迂曲，常与卵巢炎性粘连于阔韧带后叶，难以分离。

2）峡部结节性输卵管炎：特点为峡部结节性增粗变硬韧，肌层肥厚，输卵管内膜腺上皮呈岛状侵入肌层中，是慢性炎症的一种改变。也有人认为是输卵管内膜异位症，对此病机尚存争议。病变至峡部阻塞不孕。

3）输卵管积脓：可能是急性炎症遗留的后果，亦可能是慢性化脓感染伞端粘连闭锁所致。表现为管壁增厚，管体明显增粗，管腔内含有黏稠的黏液，内膜苍白，黏膜皱襞减少或消失。可同时合并卵巢脓肿粘连及与阔韧带及子宫后壁粘连。

4）输卵管积水：病机尚不清楚，可能由于慢性感染致伞部粘堵，输卵管液及炎性渗出液积聚于壶腹部。峡部本身壁厚腔狭细，若再有粘连堵塞，则管中积液难排，不易吸收，形成胆囊形积液。与邻近组织无粘连或轻度粘连。输卵管积水是由于慢性炎症造成的，炎症使输卵管伞端粘连，管口堵塞，管腔内分泌的液体以及炎症引起的渗出液不能有效地排出，越聚越多，从而引起了输卵管积水。

（2）急性输卵管炎：输卵管表面明显充血，输卵管壁水肿，输卵管伞端或浆膜面有脓性渗出物。

 子宫的病变有哪些？

子宫由子宫体与子宫颈组成，而子宫体壁由内向外可分为子宫内膜层、肌层和浆膜层，故子宫的病变多为子宫内膜及肌层异常而发生。

（1）急性子宫内膜炎及子宫肌炎：常常表现为子宫内膜充血、水肿，有炎性渗出物，严重者内膜坏死、脱落形成溃疡。

（2）子宫内膜结核：子宫内膜结核多由输卵管结核蔓延而来。在子宫内膜结核早期，子宫大小、形状无明显异常，病变出现在子宫腔两侧角，随着病情进展，子宫内膜受到不同程度结核病变破坏，最后代以瘢痕组织，可使子宫腔粘连变形、缩小。因为多数患者没有明显症状，所以临床诊断很容易被忽略，大多数子宫内膜结核多因不孕而就诊。

（3）子宫内膜异位症：本来属于子宫内膜组织，由于一些原因出现在子宫体以外的部位。本病是激素依赖性疾病，选择丁克生活的女性以及生育少、生育晚的女性发病率明显高于生育多、生育早者。当然，本病的发生也与剖宫产率增高、多次人工流产有关。所以女性在分娩时，如果可以选择顺产，还是尽可能地顺应自然。另外，未婚女性性生活一定要做好安全措施。

（4）子宫腺肌病：子宫腺肌病与子宫内膜异位症均是由具有生长功能的异位子宫内膜所致，所以临床上可见子宫内膜异位症与子宫腺肌病并存，且二者有共同的临床表现，如痛经、月经不调。但是两个病的发病机制却不完全相同。子宫腺肌病的发生多认为是基底层子宫内膜侵入肌层生长，多次怀孕生子、人工流产、慢性子宫内膜炎等造成的子宫内膜基底层损伤，与本病的发生也密切相关。

（5）子宫肿瘤：说起肿瘤，我们都知道有良性、恶性之分，子宫肿瘤也不例外。其中常见的良性肿瘤为子宫平滑肌瘤，但是不要以为子宫平滑肌瘤是良性、平时也不影响生活质量就无动于衷，要注意调整作息、饮食习惯等，毕竟子宫平滑肌瘤还是存在着变性的可能。恶性肿瘤为子宫内膜癌和子宫肉瘤。当临床遇到患者以"月经不调"来就诊时，尤其是患者阴道淋漓出血，日久不净，最好进行诊断性刮宫并送病理检查，因为刮宫是一个很好的止血方式，送病理检查则可排除恶性病变。

10 子宫颈病变有哪些？

子宫颈病变同样有急性、慢性之分，另外，也有一些恶性病变者。

（1）急性子宫颈炎：是指子宫颈发生急性炎症，包括局部充血、水肿，上皮变形、坏死，黏膜、黏膜下组织、腺体周围见大量中性粒细胞浸润，腺腔中可有脓性分泌物。涉及的性传播疾病病原体多是淋病奈瑟菌与沙眼衣原体，当然也有一些内源性病原体，临床上大部分人没有明显症状，有些人会出现阴道分泌物增多、瘙痒及灼热感等症状，也有人会表现在性交后出血，或者经间期出血，也就是我们常说的排卵期出血。

（2）慢性子宫颈炎：多由急性子宫颈炎迁延不愈而致，也可由病原体持续感染所致，病原体与急性子宫颈炎相似。指子宫颈间质内有大量淋巴细胞、浆细胞等慢性炎细胞浸润，可伴有子宫颈腺上皮及间质的增生和鳞状上皮化生。其病理变化包括慢性子宫颈管黏膜炎、子宫颈息肉、子宫颈肥大。

（3）子宫颈肿瘤：同子宫肿瘤一样，子宫颈肿瘤也分良性与恶性，良性子宫颈肿瘤以肌瘤常见，而最常见的妇科恶性肿瘤是子宫颈癌，起源于子宫颈上皮内瘤变。两者病因相同，均为高危型人乳头瘤病毒（HPV）感染所致。

 外阴阴道疾病有哪些?

由于现代生活节奏快、压力大，很多女性为了工作、学习，往往忽略了自己的身体健康，稍不注意就会患妇科疾病，尤其是外阴阴道疾病。①由于外阴阴道与尿道、肛门毗邻，局部潮湿，易受污染。②生育期女性性生活较频繁，且外阴阴道是分娩、宫腔操作的必经之道，容易受到损伤及外界病原体的感染。③绝经后的妇女与婴幼儿由于激素水平变化，雌激素较低，局部抵抗力下降，也容易发生感染。那么我们就来看看常见的女性外阴阴道疾病有哪些吧。

（1）外阴鳞状上皮增生：是以外阴瘙痒为主要症状的鳞状上皮细胞良性增生为主的外阴疾病，是最常见的外阴上皮非鳞样病变。

（2）外阴硬化性苔藓：是一种以外阴及肛周皮肤萎缩变薄、色素减退呈白色病变为主要特征的疾病。

（3）其他外阴皮肤病：①外阴白癜风，是黑色素细胞被破坏所引起的疾病。②继发性外阴色素减退疾病，是由于各种慢性外阴病变长期刺激外阴所致。患者多有局部瘙痒、灼热甚至疼痛等自觉症状，检查可见外阴表皮过度角化，角化表皮常脱屑而呈白色。③贝赫切特病，又称眼-口-生殖器综合征，病因不明，可能与微生物感染，人类白细胞抗原-B5及其亚型、非特异性的免疫高活性有关。病理主要表现为毛细血管病变，血管内膜增厚，管腔狭窄，血管壁及周围组织炎细胞浸润。

（4）外阴硬化性苔藓合并外阴鳞状上皮增生：是指两种病变同时存在。

（5）非特异性外阴炎：是由物理、化学因素而非病原体所致的外阴皮肤或黏膜的炎症。

（6）前庭大腺炎：病原体进入前庭大腺而引起的炎症。

（7）前庭大腺囊肿：因前庭大腺腺管开口部位，分泌物积聚于腺腔而形成。

（8）滴虫阴道炎：是由阴道毛滴虫引起的阴道炎症，也是常见的性传播疾病之一。

（9）外阴阴道假丝酵母菌病：曾称为外阴阴道念珠菌病，是由假丝酵母菌引起的常见外阴阴道炎症。

（10）细菌性阴道病：为阴道内正常菌群失调所致的一种混合感染，但临床及病理特征无炎症改变。需要提醒的是，细菌性阴道炎患者最好治愈之后再备孕，因为细菌性阴道炎与绒毛膜羊膜炎、胎膜早破、早产、产后子宫内膜炎等不良妊娠结局有关。

（11）萎缩性阴道炎：常见于自然绝经或人工绝经后的女性，也可见于产后闭经或药物假绝经治疗的妇女。主要是因为雌激素水平低，阴道壁萎缩，局部抵抗力降低导致。

（12）婴幼儿外阴阴道炎：常见于5岁以下幼女，多与外阴炎并存。婴幼儿外阴尚未完全发育好，且阴道环境与成人不同，加上婴幼儿卫生习惯不良，穿纸尿裤，二便不洁，或容易往阴道内放置异物等，均有可能患外阴阴道炎。

12 什么是卵巢周期？

从青春期开始到绝经前，卵巢在形态和功能上发生周期性变化称为卵巢周期，而卵巢周期历经卵泡的发育与成熟、排卵、黄体形成与退化。

卵巢的周期变化分为三个阶段：

（1）卵泡的发育：卵泡自胚胎形成后即进入自主发育和闭锁的轨道。卵巢的皮质内包含着几十万个未发育的卵泡，称为始基卵泡，这

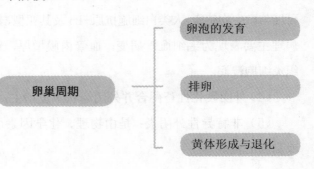

卵巢周期 —— 卵泡的发育

排卵

黄体形成与退化

是胚胎 16 周到出生后 6 个月间形成的。女性一生中一般只有 400 ～ 500 个卵泡发育成熟并排出。在生育期，一般每个月经周期发育一批（3 ～ 11 个）卵泡，但是仅有一个卵泡发育成熟，偶然亦可能有两个卵泡同时成熟并排卵，其余均通过细胞凋亡成闭锁卵泡。

（2）排卵：指卵细胞和它周围的卵冠丘结构一起从卵巢排出的过程。卵泡成熟时逐渐移向卵巢表面，这时它想要离开温暖的家，所以会做各种努力打开家门。因为卵泡内存在蛋白溶解酶及水解酶，所以能在卵泡内压力维持不变的情况下溶解卵泡膜和卵巢包膜造成卵泡破裂，这样家门就打开了，卵细胞也就可以离开卵巢落入腹腔，这个过程称为排卵，一般发生在下次月经来潮前 14 日左右。卵细胞离开卵巢便称为卵子。卵子一般由两侧卵巢交替排出，也可见于一侧卵巢连续排卵。

（3）黄体形成与退化：排卵后卵泡液流出，卵泡壁塌陷，此时卵泡壁的卵泡颗粒细胞和卵泡内膜细胞向内侵入，周围由卵泡外膜包围，共同形成黄体。这时候有两种情况：一是排出的卵子没有受精，那么黄体在排卵后 9 ～ 10 天开始退化，黄体功能限于 14 日，黄体衰退后月经来潮，卵巢中又有新的卵泡发育，开始新的周期；二是排出的卵子受精，则黄体在人绒毛膜促性腺激素的作用下增大，转变为妊娠黄体，至妊娠 3 个月后才退化。因此有些人怀孕以后去做彩超检查，一看到附件区有囊性暗区，就特紧张地询问会不会是异位妊娠（宫外孕）。首先要肯定患者早检查、早确诊的态度及做法很好，其次再通过检查以排除宫外孕的可能性，最后要让患者安心养胎，情绪不要过于紧张。

13 卵泡是如何发育成卵子的?

我们常说的卵子，其实就是发育成熟以后的卵泡，月经来潮是因为卵子未与精子相遇结合成受精卵，雌激素、孕激素撤退性出血，子宫内膜脱落形成的。由于女性身体结构的神秘性，卵泡的发育是一个漫长的过程，从最初的始基卵泡到一个成熟卵泡所经历的过程也是很艰辛的。

根据卵泡的形态、大小、生长速度，我们可以发现卵泡的生长分为始基卵泡、窦前卵泡、窦卵泡、排卵前卵泡四个阶段。在胚胎 16 周至出生后的6个月，是始基卵泡的生成期，这是卵泡储备的唯一形式。但是由于胎儿期的卵泡不断闭锁，儿童期卵泡慢慢退化，至青春期卵泡只剩下30万个了。如同精子的生成需要一定周期一样，从始基卵泡至成熟卵泡的发育也需要一定周期。卵泡这个小姑娘从始基卵泡走到窦前卵泡需要9个月以上的时间，再从窦前卵泡至成熟卵泡还要85天。在这些漫长而艰辛的日子里，卵泡不言累，默默"工作"，在她将要"成才"的最后15天左右，来向我们展示她的"风采"。我们可以通过彩超发现，从一个小小的卵泡慢慢长大、成熟，变得清亮纯净、边界清晰，然后卵子排出，等待精子的到来以组成新的生命；如果未等到精子，卵子只能黯然神伤地消失，等待下一个卵泡周期开始。一般情况下，每个月经周期只有一个卵泡慢慢发育走向成熟，其他卵泡受抑制因子的影响，停止生长，退化为闭锁卵泡；偶尔也会有两个卵泡发育成熟，因此我们会看到有些宝宝明明是双胞胎，长相却完全不同。

卵泡的发育过程是持久和艰难的，因此女性朋友应该更加爱惜自己，拥有苗壮的卵子对于女性本身的健康以及后代的繁衍都有重要意义。女性在日常生活中需要养成良好的作息习惯，饮食营养均衡，不仅要锻炼身体，拥有一个健康的体魄，还要有积极向上的心态，保持身心全方面的健康。

 14 通过哪些方式可以了解卵泡的发育情况？

> 吴某，女，30岁，已婚，育有一子，近年响应国家二胎政策，备孕中。平素月经规律，输卵管通畅，身体健康状况良好，符合受孕条件，医生嘱咐她这个月从月经来潮的第10天开始彩超监测卵泡。赵某经过详细询问得知，彩超监测需要每天或者隔天到医院进行，吴某平时工作比较忙，想知道除了彩超监测，是否还有其他方法可使自己在家中监测卵泡发育情况？

通过上面的介绍我们可以知道，卵泡的发育有一个漫长的过程，也是女性的正常生理过程。大家都知道卵泡发育是否良好与女性能否正常受孕关系非常密切，那么我们如何得知卵泡的发育情况呢？卵泡什么时候发育成熟

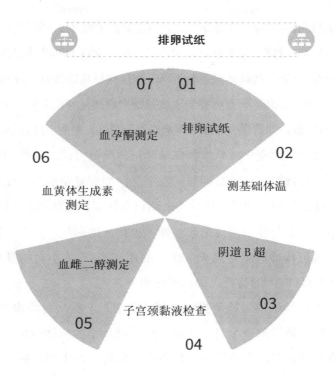

排卵试纸

07 01

血孕酮测定   排卵试纸

06

02

血黄体生成素
测定   测基础体温

阴道 B 超

血雌二醇测定

03

05   子宫颈黏液检查

04

呢？可以根据情况选用以下方法。

（1）排卵试纸：排卵试纸是用来测人尿液中黄体生成素（LH）的，黄体生成素浓度越高，所显示的颜色越深，代表越接近峰值。因此使用排卵试纸测排卵，需要密切关注其峰值出现的时间。用排卵试纸测出第二道杠（检测线）颜色最深时，代表强阳、峰值到来，其后便开始排卵。所以，当你用排卵试纸测到强阳时，24 小时内同房，受孕概率高。由于试纸会先出现弱阳，所以需要每天都测；接近强阳时，更要加大测试频率，一日要测四五次，直到峰值出现，尽早同房。

排卵试纸的弊端：一是监测频率较高，较为麻烦；二是由于排卵试纸准确度受生产工艺的制约，导致检测不准确；三是黄体生成素在尿液中含量不如在血液中那么高，因此通过尿液检测的排卵试纸有一定的误差；四是即使排卵试纸测到强阳，但由于其他方面的原因导致卵泡不破裂，卵子无法排出，也无法受孕。还有人抱怨，第二道杠总是若深若浅，很难判断是否达到峰值。这个就需要有一定经验，用本法检测效果才会比较好。

（2）测基础体温：除了排卵试纸，还有更好的方法吗？回答是肯定的，那就是测量基础体温。既能在家里进行，操作又方便。女性的基础体温会随月经周期的变化而变化：排卵前基础体温逐渐下降，在排卵日基础体温下降到最低点，排卵后基础体温骤然升高，一直维持到下次月经来潮前又开始下降。但是，要测定的必须是基础体温，即清晨一睁眼，不起身，不说话，空腹、静息下测得的体温。

了解基础体温的变化，是掌握怀孕时机的简便方法。女性的基础体温与月经周期一样有规律，在低温期与高温期之间周而复始地循环变化着。正常女性的基础体温呈双相曲线，从月经来潮日至排卵日为低温期，约持续两周；从排卵日至下一个月经来潮日为高温期，也持续约两周。其"交接点"就是排卵日。在接近排卵时就可隔天同房，利用卵子有 24 小时的受孕能力、精子有 72 小时存活时间的特性，提高受孕概率。

不过，通过基础体温检测排卵也很有讲究：一般从月经来潮就开始测，到下次来月经，坚持测一个月，才能得到基础体温的整体变化；但是基础体温的测定容易受很多因素的影响，如熬夜、失眠、性生活、感冒、吃药等都会影响基础体温的准确性。

监测基础体温相比用排卵试纸准确率高，还可测得月经来潮的时间和是否怀孕。因为排卵后到下次月经来潮前基础体温是逐步升高的，所以当测得基础体温开始下降时，说明 24 小时左右会来月经；而当测得高温的基础体温连续超过 18 天，就说明怀孕了。

（3）阴道B超：阴道B超具有排卵试纸和测基础体温所不具备的优点——可得知卵泡发育得好不好及卵泡是否老化，还能观察到子宫内膜的情况。阴道 B 超可看到卵泡发育怎么样，越饱满越好，椭圆的就不如圆的好，发育得好的卵泡怀孕概率更高。卵泡长到 18～25 mm 破裂是最健康的，太大则卵泡老化，太小卵泡发育不成熟就破裂，也不好。

阴道 B 超监测排卵应从来月经的第 10 天开始，开始隔天或隔 2 天测一次（也可根据检测的卵泡发育情况由医生确定）；当监测到卵泡直径 15 mm 后，每天监测一次；卵泡发育到 18 mm 左右时隔天同房，能提高受孕率，发现排卵后再补同房一次。阴道 B 超监测排卵应该坚持一个监测周期，因为这是个渐进过程，可了解卵泡发育情况。

（4）子宫颈黏液检查：在排卵周期中，子宫颈黏液受雌激素和孕激素的影响，其物理及化学特性呈周期性变化，常用以辅助预测排卵。

1）黏液量：子宫颈黏液量随雌激素升高而增加，在排卵前 1～2 天或当日量可达 0.4～1.5 mL，是卵泡晚期的 4～6 倍。

2）性状：接近排卵前，子宫颈黏液内氯化钠及水分增多，变稀薄，透明。

3）拉丝试验：排卵期拉丝度可达 10 cm 或者以上。

4）羊齿状结晶：子宫颈黏液结晶随雌激素水平而变化，一般分四型。Ⅰ型为典型结晶，呈羊齿状，分支细而长，主干粗而硬。Ⅱ型为较典型结晶，分支较少而短。Ⅲ型为非典型结晶，树枝形象较模糊。Ⅳ型主要为椭圆形或菱形物，较白细胞长，透光度大。黏液涂片呈现典型羊齿状结晶，提示即将排卵。

5）宫颈外口：扩张松弛。

以上五项典型表现，预示着出现或即将出现黄体生成素峰，95% 排卵在其前后 48 小时内发生。以上的变化利于精子穿过子宫颈顺利受精。

（5）血雌二醇（E_2）测定：动态测定血雌二醇水平，直接监测卵泡发育及其功能状态，推测有无排卵，具有较高的准确性。在月经周期中，卵泡早期血雌二醇为小于 183.5 pmol/L，随着卵泡的发育而逐渐升高，特别是在排卵期达到峰值，为 200～1 101 pmol/L，称雌二醇峰值。排卵时雌二醇水平下降，所以，依据雌二醇水平也可以评估排卵情况。

（6）血黄体生成素测定：通常于月经周期第 8 天开始每日抽血测定血黄体生成素水平。在有排卵周期中，卵泡早期血黄体生成素水平较低，为 2～30 U/L，卵泡晚期达 20～40 U/L，排卵前达高峰 40～200 U/L，称黄体生成素峰值，约 97% 的排卵产生在黄体生成素峰值后的 24～36 小时，因此也是一种可靠的诊断方法。

（7）血孕酮（P）测定：卵泡期的颗粒细胞、卵泡膜细胞及间质细胞均能合成孕酮，但其量甚少，孕酮的浓度在整个卵泡期低于 3.12 nmol/L，孕酮水平于卵泡晚期开始上升，在排卵后 7～8 天，即黄体功能成熟时达高峰，可达 10～62.4 nmol/L。临床上常于黄体中期抽血测定孕激素水平来推测有无排卵。

综上所述，排卵监测很复杂，各种方法各具有优缺点，在准确性方面各有差异，具体应用时可依据具体情况酌情选择。

 什么样的卵泡是成熟卵泡?

对于育龄期的女性，可以通过 B 超进行监测，以详细了解卵泡发育的状态，及时掌握卵泡发育是否成熟、排卵是否正常等相关情况。

这时大家会有疑问，什么样的卵泡是成熟卵泡呢？我们可以通过超声设备，清晰地观察卵泡的发育情况，成熟的卵泡直径一般在 18 ～ 25 mm。对于一位平素月经规律、周期为 28 天的女性来说，最大的成熟卵泡通常出现在月经 10 ～ 16 天这段时间（也就是下一次月经来潮前的第 12 ～ 18 天），直径在 20 mm 左右的占多数，在超声检测下，可以看到成熟的卵泡有很薄的卵泡壁，外观呈圆形，向卵巢的方向突出。成熟的卵泡一般在 10 个小时左右排出。

 如何自我初步判断是否正常排卵?

一般情况下女性每个月都会有一次排卵，如果能比较准确地判断排卵时间指导同房，就可以增加受孕概率，因此，如何比较准确把握排卵时间就显得非常重要。当然，除了以上监测方法外，女性朋友如何通过有关表现进行初步判断呢？

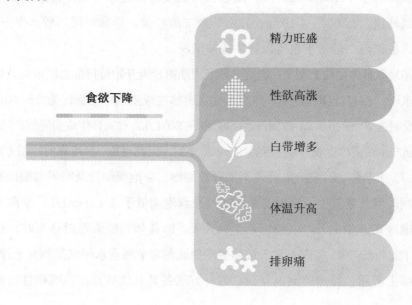

食欲下降

精力旺盛

性欲高涨

白带增多

体温升高

排卵痛

（1）食欲下降：有研究表明女性的饭量在排卵期间是一个月经周期中较低的，有的医生指出这是人类的自然本能保留至今的结果。

（2）精力旺盛：这也是人类的自然本能，为了能够成功地吸引异性，排卵期的女性会变得神采奕奕，爱表现自己。

（3）性欲高涨：总体来说，女性在排卵期的性欲会特别旺盛，这是女性希望怀孕的身体信号达到最高峰的体现。

（4）白带增多：白带是女性阴道分泌物。正常女性的白带是一种无气味、微酸性的黏稠物，具有湿润阴道、排泄废物、抑制病原菌生长的作用，属于正常生理现象。而在排卵期，女性白带的分泌量会明显增多，并且呈拉丝状。

（5）体温升高：在排卵期这段时间内，女性的体温会比以往有所升高。但由于体温受到外界的影响比较大，如果不依靠温度计，不对体温进行长期测量，一般无法察觉到体温的变化。

（6）排卵痛：有些女性在月经周期前 14 天左右，会出现一侧下腹轻微疼痛，有时只是隐隐约约的不适，也有少数女性疼痛十分明显，通常疼痛持续 1～2 天消失，这种痛被称为"排卵痛"。

当然，以上症状只能作为有正常排卵的女性参考使用，如果自身排卵不正常，需要在医生的指导下酌情选择监测排卵的方式。

 什么样的子宫内膜厚度适合受孕？

正常情况下，子宫内膜是受卵巢性激素影响而发生周期性变化的，因此子宫内膜厚度并非是一个固定不变的值。随着卵巢的周期性变化，子宫内膜的变化最为显著。从医学角度来说，只有子宫内膜达到了一定的厚度，才能够更好更快地怀孕。随着月经周期的变化，子宫内膜厚度也在时时刻刻变化着。如月经来潮前，子宫内膜相对较厚；月经来潮后，子宫内膜相对较薄。在排卵期，子宫内膜厚度在 0.8～1.4 cm 均属正常。正常情况下，此时的卵泡已成熟，卵子随时有可能破囊而出，为受孕做好准备。

子宫内膜在受孕过程中发挥着不可或缺的作用，在雌激素的调节作用下，子宫内膜逐渐增厚，在孕激素的调节作用下，子宫内膜转为分泌期，并可抑制子宫收缩，共同为受精卵的植入、胚胎胎儿的生长发育提供良好的环境。

子宫内环境必须适合受精卵着床和发育，如同肥沃的土地才能长出苗壮的绿苗一样。卵子在输卵管壶腹部受精后，一边发育一边经输卵管向子宫方向移动，3～4天后到达子宫腔，6～7天就埋藏在营养丰富的子宫内膜里，然后继续生长、发育。可以说，受精卵的发育和子宫内膜的生长是同步的。

18 我的月经正常吗？如何维持月经正常呢？

正常月经具有周期性。我们把阴道出血的第1日作为月经周期的开始，两次月经第1日的间隔时间称一个月经周期，一般为21～35天，平均为28天。偶尔一次月经提前或推迟均属正常，若是长期月经不规律，则需要到医院进行就诊。经期指月经持续的时间，一般为2～7天，平均4～6天。若经期超过7天，也是身体发出需要就诊的一个信号，不可忽视。经量为一次月经的总失血量，正常月经量为20～60 mL，超过80 mL为月经过多。但偶尔1次或2次出现周期、经期、月经量等的变化，也大可不必紧张，也许与心情、环境及生活起居等因素有关。

月经周期的调节是一个非常复杂的过程，主要涉及下丘脑、垂体和卵巢。下丘脑分泌促性腺激素释放激素（GnRH），通过调节垂体促性腺激素的分泌，调控卵巢功能。卵巢分泌的性激素对下丘脑、垂体存在负反馈调节作用。下丘脑、垂体与卵巢之间相互调节、相互影响，形成一个完整而协调的神经内分泌系统，称为下丘脑－垂体－卵巢轴。除下丘脑、垂体和卵巢激素之间的相互调节外，抑制素－激活素－卵泡抑制素系统也参与对月经周期的调节。

19 月经正常就表明排卵正常吗？

我们都知道月经对于女性的重要性，但是，月经和排卵有关系吗？什么是排卵呢？对于女性来说，想要怀上宝宝，就得有成熟的卵泡排出。然而有些人明明月经正常，却迟迟不怀孕，到医院一检查，被告知属于不排卵性不孕。患者常常一脸疑惑，百思不解，认为自己月经非常正常，无论是周期、经期，还是量与颜色都正常，为什么不排卵？

月经，指伴随卵巢周期性变化而出现的子宫内膜周期性脱落及出血。前面我们已经谈过什么是卵巢周期。那么月经与排卵又有什么联系呢？正常月经的发生是基于排卵后黄体生命期结束，雌激素、孕激素撤退，使子宫内膜功能层坏死脱落出血，月经的周期、经期、经量均表现出明显的规律性和自限性。也许有人会问，无排卵性月经是怎么出现阴道出血的呢？子宫内膜除了在雌激素、孕激素的作用下撤退性出血，还可受单一雌激素作用而突破性出血，这就是无排卵性月经，即临床中出现的月经正常但没有正常排卵。

当女性在青春期，下丘脑－垂体－卵巢轴与激素之间的反馈调节尚未成熟时，无排卵性黄体生成素峰出现，卵巢内虽有卵泡生长，但卵泡未发育至成熟卵泡即走向闭锁的道路，而此时的月经即为无排卵性月经。生育期女性也可因为多囊卵巢综合征等因素出现无排卵性月经。绝经期女性由于卵巢功能逐步降低，促卵泡素（FSH）升高，且远高于黄体生成素，不形成排卵性黄体生成素峰，故出现无排卵性月经。

20 什么是黄体功能？如何判断黄体功能是否正常？

什么是黄体呢？在前面我们简单讲过黄体的形成，这里再详细地描述一下黄体形成的过程吧！

黄体的形成：排卵后卵泡液流出，卵泡腔内压下降，卵泡壁塌陷，形成许多皱襞，卵泡壁的卵泡颗粒细胞和卵泡内膜细胞向内侵入，周围由结缔组织的卵泡外膜包围，共同形成黄体。卵泡颗粒细胞和卵泡内膜细胞在黄体生成素排卵峰的作用下进一步黄素化，分别形成颗粒黄体细胞及卵泡膜黄体细胞。排卵后 7～8 天，黄体体积和功能达到高峰，直径 1～2 cm，外观黄色。正常黄体功能的建立需要理想的排卵前卵泡发育，特别是促卵泡素的刺激，以及一定水平的持续性黄体生成素维持。若卵子未受精，黄体在排卵后 9～10 天开始退化，黄体功能限于 14 天。出现黄体功能不全可能与黄体分泌孕激素不足或黄体过早衰退有关，其最直接的影响便是导致子宫内膜分泌不良，导致受精卵难以着床，或着床以后容易出现先兆流产及习惯性流产。

　　既然黄体功能不全有如此大的危害，那如何检查才能判定黄体功能不全呢？常用的方法有如下几种。

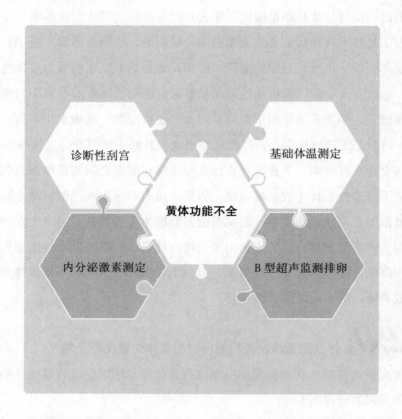

　　（1）诊断性刮宫：为确定有无排卵及黄体功能，应在月经来潮前1～2天或月经来潮6小时内刮宫。无排卵患者子宫内膜呈增生现象，无分泌期变化；黄体功能不全者，经前子宫内膜仍停留在早期分泌阶段；黄体萎缩不全者，经前第5天内膜呈混合型。

　　（2）基础体温测定：正常女性排卵后基础体温上升，黄体期体温较增殖期高0.3～0.5℃，无排卵者基础体温呈单相型；有排卵但是黄体功能不全者，基础体温呈双相型，但上升缓慢；黄体萎缩不全者，基础体温呈不典型双相，体温下降延迟或逐渐下降。测量基础体温是最简单的方法，但是准确度欠佳。

　　（3）B型超声监测排卵：由于B型超声监测是非创伤性检查，对生殖细胞无伤害，因此常用于连续动态观察卵泡发育。当我们观察到卵泡发育成熟并排卵后，即可静静等待下一次月经是否在排卵后 14 天来潮，如果时间少于 12 天，即为黄体功能不全。

（4）内分泌激素测定：黄体期血孕激素低于生理值，提示黄体功能不足；月经来潮 4～5 日血孕酮仍高于生理水平，提示黄体萎缩不全。

21 黄体功能异常对女性有哪些危害？

黄体功能不全，包括黄体发育不全、过早退化、萎缩不全、孕激素分泌不足和子宫内膜分泌不良引起的月经失调及生育功能缺陷综合征。黄体功能不全是导致女性不孕不育的重要原因之一，表现为黄体期缩短、黄体萎缩不全以及排卵期出血。那么黄体功能不全具体有哪些危害呢？

（1）不孕症：因黄体不能按时萎缩退化或不完全退化持续分泌少量孕激素，使得子宫内膜不能按正常的时间剥落，经前的子宫内膜仍停留在早期分泌阶段，而且分泌反应欠佳，使得女性难以受孕，导致不孕症的发生。

（2）月经不调：有些黄体功能不全患者会出现月经不调现象，如月经周期缩短、月经过多、月经过频、经期延长（可达 9～10 天甚至更长）等。

（3）习惯性流产：由于黄体功能不全不能分泌足够的孕激素，因此，黄体功能不全的患者即使正常受孕，由于受精卵着床困难也很难维持，从而导致流产、习惯性流产的发生。

22 女性卵巢在生育期、绝经过渡期与绝经后期各有什么特点？

（1）生育期：即性成熟期，是卵巢生殖功能和内分泌功能最旺盛的时期。由于生育要求，此期女性具有旺盛的性功能，卵巢也为生育做好准备，具备成熟的功能并分泌性激素，建立起规律的周期性排卵。年龄一般从 18 岁左右开始，持续约 30 年。

（2）绝经过渡期：指开始出现绝经趋势直至最后一次月经的时期。可始于 40 岁，由于每个人身体素质、生活环境、饮食起居各有差异，故绝经过渡期并非是一个确切的年龄段，在不同的人身上，历时不同，短则1～2年，长则10～20年。由于此期卵巢功能逐渐衰退，卵泡数目明显减少且发育不良，因此常出现无排卵性月经，而临床多表现为潮热、出汗、情绪不稳定、不安、抑郁或烦躁、失眠等症状。

（3）绝经后期：指绝经后的生命时期。此期卵巢功能已完全衰竭，雌激素水平低落，不足以维持女性的第二性征。骨代谢失常引起骨质疏松，易发生骨折。

23 中医是如何认识女性生殖系统的？

中医学认为月经是肾气、天癸、冲任作用于胞宫，并在气血、其他脏腑、经络的协同作用下使胞宫定期藏泄而产生的生理现象。关于月经的产生及调节机制，20世纪80年代有学者通过深入研究肾气、天癸、冲任、胞宫之间的关系，逐渐形成了生殖轴的学说，主要有以下几种观点：

肾-天癸-冲任-胞宫生殖轴说

脑-肾-天癸-冲任-胞宫生殖轴说

心（脑）-肾-子宫生殖轴说

研究认为，中医学的"心（脑）-肾-子宫生殖轴"与西医学"下丘脑-垂体-卵巢-子宫"的调节功能相呼应，该理论强调了心在月经调节中的作用。如前所述，心主神明，调节心志。神明代表了人的精神意识、思维活动，与脑共同影响着子宫的功能，参与月经的产生和调节。

上面从不同的角度阐述了月经产生和调节的机制，丰富和发展了中医女性生殖学理论，其中"肾-天癸-冲任-胞宫生殖轴"说，目前得到中医学术界的普遍认可。同时，其他学说也丰富了中医对女性生殖轴的认识。

24 中医学是如何认识月经的？

月经的产生，是女子发育成熟后，脏腑（主要指心、肝、脾、肺、肾等）、天癸、气血、经络协调作用于胞宫的生理现象。因此，月经产生的机制，须运用中医学的基础理论，从脏腑、天癸、气血、冲任督带、胞宫与月经的关系进行阐述。总之，肾气盛，天癸至，任通冲盛，督带调约，协同作用于胞宫，使子宫血气充盈，应时而下，是月经产生的主要机制。月经产生的过程是女性生殖生化的过程，月经生理现象是生殖功能正常的标志，月经周期是女性生殖周期。其中肾、天癸、冲任、胞宫是产生月经的中心环节，各环节之间保持着协调平衡，不可分割，共同调节月经的产生。现代中医称之为"肾－天癸－冲任－胞宫轴"。

 中医学是如何认识肾与女性生殖系统关系的？

中医学认为，肾与生殖关系紧密，肾主生殖，肾精既是构成胚胎发育的原始物质，又是促进生殖功能成熟（如女性的月经等）的物质基础。肾与女性生殖系统的关系，主要体现在两个方面：

（1）经络联系：肾利用胞络与胞宫直接相关联；肾经与任脉交会于关元，与冲脉下行支相并而行；督脉"贯脊属肾"。

（2）生理作用：肾为先天之本，元气之根；肾藏精，精化气，精气即肾气，寓元阴元阳，即肾阴肾阳，是维持人体阴阳的本源。

肾气是女性生理活动的根本。女性一生各个阶段的生理特征是肾气自然盛衰的反映。肾主生长发育与生殖，主津液的功能是基于肾是藏精之处、施精之所，为天癸之源、冲任之本、气血之根。女性的生理功能无不与肾相关，肾藏精生髓，通与脑，肾脑相通、肝肾同源、脾肾相资、心肾相济，肺肾同司脉气（经气），故肾是生精、化气、生血的根本，也是生长发育、生殖的根本。只有肾气盛，肾的阴阳平衡，天癸才能应时而至，冲任二脉才能通盛，精血方能注入胞宫，化为月经，胞宫才能受孕育胎。可见，肾在女性的生殖系统中具有极其重要的主导作用。

 中医学是如何认识心与女性生殖系统关系的？

在中医学中，心与女性生殖系统的认识主要有两个方面：

（1）经络联系：心与胞宫在经络上直接连属，心又通过督脉与胞宫相联系。

（2）生理作用：心主血脉与神明。心气可以推动血液在经脉内运行，输布全身。

心血充足时，在心气的推动下则可达于胞脉，充于子宫，参与化生月经的功能。血脉充盈则胞宫气血旺盛，有助种子育胎。

此外，心主神，肾藏志，心气下通于肾，心肾相交，则可控制精神活动和思维意识。心肾相交，神明清晰，血脉流畅，即可调节月经使之正常。反之，若心气虚，心血少，心神不明，心气不通则会致胞脉闭阻而发生闭经。

27 中医学是如何认识肝与女性生殖系统关系的?

中医学认为，肝与女性生殖系统关系密切，主要有两个方面：

（1）经络联系：肝脉与胞宫是通过冲、任、督而间接联系的。肝经的经脉与任冲脉交会于三阴交；又与任脉交会于曲骨；而与督脉交会于百会。同时，肝的经脉绕前阴，抵少腹，夹胃贯膈布胁肋，经乳头上巅顶，故肝与前阴、少腹、乳部、胃等都有密切的关系。

（2）生理作用：肝藏血，主疏泄，体阴而用阳。肝具有储藏血液、调节血量和疏泄气机的作用，脏腑所化生之血，除营养周身外，均储藏于肝。在女子则表现为多余的血通过肝的疏泄功能而下注冲脉。冲为血海，肝又司血海，调节着血海的定期蓄溢，使月经周期、经期及经量保持正常。其次，肝肾同居下焦，己癸同源，为子母之脏。肾藏精，肝藏血，精血互生，一起为月经提供物质基础；肝主疏泄，肾主闭藏，一开一合共同调节子宫，使藏泄有序，经量如常。再有，通过经络的联系，肝气的疏泄和肝血的充盛，还直接调节着乳汁的通调，少腹气血的畅通，以及阴部肌肤毛际的濡养。总之，女性的生理功能，包括行经、育胎、分娩、哺乳等，与肝的调节作用关系密切。

28 中医学是如何认识脾与女性生殖系统关系的?

中医学认为，脾与女性生殖系统的关系，主要体现在两个方面：

（1）经络联系：脾与胞宫是通过冲脉、任脉间接连属的。脾经与任脉交会于中极，又与冲脉交会于三阴交。

（2）生理作用：脾主运化，统血，是气血生化之源，为后天之本。内养五脏，外濡肌肤。脾所化生和统摄的血液为子宫的行经、妊娠、育胎提供了重要的物质基础；脾运化水谷，输布精微，生成的津液，通过冲、任二脉的输送布散于子宫，润泽于阴部，成为生理性带下，故说子宫的按时充盈和白带的"津液常润"要靠脾化生的气、血、津液不断供给冲任二脉，方能确保子宫正常功能的实现。脾又主中气，其气主升，具有统摄血液、固摄子宫之权。

综上所述，经、带、胎、产、乳的正常生理状态，与脾的运行、化生、升举、统摄等生理功能有密切的关系。

 中医学是如何认识肺与女性生殖系统关系的？

中医学认为，肺与女性生殖系统的关系，主要有两个方面：

（1）经络联系：肺与胞宫主要通过督脉、任脉间接联系。

（2）生理作用：肺主一身之气，通调水道而朝百脉，输送精微。机体内的精、气、血、津、液都要靠肺气的转运输布，而子宫需要的物质基础是"气血"，也要靠肺气的转输和供给，故肺有治理和调节的功能。肺又主行营卫，通水道，肺气清宣则营卫调和，水道通利，百脉调顺，经气、脉气平和则保证了女性经、带、胎、产、乳的气机运行正常。

揭开卵巢早衰的面纱

 什么是卵巢早衰？

卵巢功能早衰（premature ovarian failure，POF）简称卵巢早衰，是现代女性较为常见的一种疾病，具体病因尚未完全清楚，但其与心情、工作、生活、竞争、压力、熬夜等因素密不可分；也可能是由于医源性因素，如手术、放疗和化疗；自身免疫失调也可能会造成卵巢功能损伤，如自身免疫性甲状腺疾病；另外一个就是遗传因素。因此，有卵巢早衰倾向的女性当警惕！女性朋友要时时刻刻做好卵巢的保健工作，避免卵巢早衰。那么什么是卵巢早衰呢？

卵巢早衰的诊断标准是 40 岁前出现至少 4 个月（也有要求 6 个月）以上的闭经，并有 2 次以上促卵泡素大于 40 U/L（两次检查间隔 1 个月以上），伴雌激素水平下降（一般应＜ 73.2 pmol/L）。

 卵巢早衰患者有哪些表现？

卵巢早衰在早期表现可能不是十分明显，容易被一些女性朋友忽视，但随着早衰现象进一步加重，会出现月经周期不规律、月经量逐渐减少。在雌激素水平下降的同时，患者的皮肤也逐渐变得松弛和粗糙，生殖道变得干燥，进而出现性生活困难、性交痛、性欲下降甚至丧失，伴随而来的是体重增加、更加焦虑、多疑和胸部萎缩下垂等症状。一般来说，女性卵巢早衰常表现为以下几个方面：

（1）血管作用失常：一般来说部分女性卵巢早衰会出现全身泛红，体温轻微升高。平素体质较差的患者会感觉到忽冷忽热，甚至出大汗、出冷汗，有时还会感到头晕。有时候胸口、面部和脖子处大量出汗，发热症状较为明显，这都是体表血管作用代偿性的表现。

（2）性欲减退：卵巢过早衰退导致雌激素分泌量减少，进而引起阴道干燥、生殖道萎缩，导致性交痛，容易产生性抵触心理。另外，卵巢还可分泌性激素，而性激素与人的性欲相关，卵巢早衰，性激素分泌量自然降低，导致性欲减退。

（3）月经不调：卵巢早衰最直接的表现即月经异常。在绝经前有些女性可突然发生阴道大量出血，有些女性则表现为月经突然减少，甚则闭经。

（4）情绪不稳定：卵巢早衰还会殃及女性朋友的精神、情绪状况，因为卵巢早衰的女性还未到更年期，但却有了与更年期相同的症状，如容易情绪激动、抑郁、暴躁、失眠等。

卵巢早衰需注意

血管作用失常

总原则

情绪不稳定　性欲减退

月经不调

 3 引起卵巢早衰的原因有哪些？

> 刘某，31岁，因月经未潮半年就诊。医院彩超检查提示：子宫内膜呈线状，双侧卵巢体积小；内分泌检查示：FSH 83 U/L，LH 65 U/L，诊断为卵巢早衰。刘某曾生育一子一女，看到检查结果，一时接受不了，追问医生，为什么自己那么年轻，会出现卵巢早衰，而且自己还生育过两个孩子。详询病史后才找到病因，其2年前因为男方出轨，一直心情抑郁，加上又经历了离婚的打击，卵巢功能出现了快速衰退，又因其一直未在意，没有及时诊治，耽误了最佳的治疗时机。

目前，对卵巢早衰发生的病因尚不完全清楚，一般认为，与下列因素有关。

（1）遗传学因素：在卵巢早衰的发病因素中，遗传学因素占10%，是卵巢早衰的重要因素之一。可表现在 X 染色体异常、X 染色体基因突变和常染色体异常。

（2）自身免疫性因素：患者合并其他内分泌腺体或系统的自身免疫性疾病，如甲状腺炎、系统性红斑狼疮、类风湿性关节炎、特发性血小板减少性紫癜等与卵巢早衰也有一定的相关性。

（3）酶学障碍：17α 羟化酶及 17、20 碳链裂解酶等甾体激素合成关键酶的缺乏，导致性激素合成障碍或产生高促性腺激素血症，多表现为原发性闭经。

（4）外界因素的影响：放疗、化疗、免疫抑制剂和手术等因素对卵巢功能带来一定影响。卵巢和子宫的手术因引起卵巢组织的减少和供应卵巢血管的缺失，也可直接影响卵巢功能。

（5）感染因素：儿童期、青春期患病毒性腮腺炎性卵巢炎、水痘病毒、巨细胞病毒感染以及严重的盆腔结核、淋病性和化脓性盆腔炎等疾病可致卵巢功能部分或全部丧失。研究发现，曾经感染流行性腮腺炎的患者中，有3% ～ 7% 的患者发生卵巢炎，最终导致卵巢早衰。

（6）生殖因素：卵巢早衰与患者的生产次数和长期月经紊乱有关，生育可降低发生卵巢早衰的概率，未产妇女早绝经的危险性增加。此外，多次人工流产有增加卵巢早衰发生的风险。

（7）生活环境因素：塑料燃烧后的多环芳香烃、香烟中的尼古丁等许多环境毒素会破坏卵泡，危害人类的生殖功能。

（8）心理社会因素：强烈的精神刺激，如长期焦虑、忧郁、悲伤、愤怒、恐惧等负面情绪或突然的生活环境改变可刺激神经中枢系统，严重时可影响到卵巢功能。

 经常服用紧急避孕药会引起卵巢早衰吗？

临床上不少女性在无保护性性行为后，选择紧急避孕药作为避孕手段。口服紧急避孕药因其使用方便而成为很多女性朋友的避孕首选。但是，如果长期服用紧急避孕药，会对身体造成严重的伤害，如月经不规律、闭经、卵巢早衰等。原则上，紧急避孕药一个月最多服用 1 次，1 年不可超过 3 次。这是因为短期内多次服用紧急避孕药，会导致严重的内分泌紊乱，从而引起月经紊乱等情况。长期服用紧急避孕药会改变体内激素水平，改变阴道内环境，一方面可降低对外来细菌的抵抗力，易引发阴道炎、盆腔炎等妇科疾病，另一方面会降低阴道的润滑作用，从而影响性生活的质量；另外，紧急避孕药还可能对输卵管、卵巢等生殖器官造成不可逆转的伤害，导致习惯性流产、胎儿发育不正常，严重者甚至会导致卵巢早衰等疾病，严重影响女性健康。

紧急避孕药有许多副作用，如恶心、胃肠不适、头痛、乳房压痛、体重增加、情绪紧张、月经延期、皮肤出现黄褐斑等。避孕药还可能会诱发和加重某些肿瘤，如乳腺癌、子宫颈癌、肝脏腺癌等。所以在服用时一定要慎重。

紧急避孕药的禁忌证：①严重心血管疾病、血栓性疾病，如高血压、冠心病、静脉栓塞等。②急、慢性肝炎或肾炎。③部分恶性肿瘤、癌前病变。④内分泌疾病，如糖尿病、甲状腺功能亢进症。⑤哺乳期间。⑥精神病患者等。

 月经量少会导致卵巢早衰吗？

许多女性对月经没有一个清晰的概念，尤其说起月经量的时候，总是稍带迷茫的回应："月经量啊，我感觉正常吧。"实际上，经量为一次月经的总失血量。正常月经量为 20 ～ 60 mL，超过 80 mL 为月经过多，少于 20 mL 为月经过少。

有人会说，月经量少是个普遍现象，不必大惊小怪。但当你深入了解了月经量少与卵巢早衰的联系后，恐怕再也不能忽视它了。

那么月经量少会导致卵巢早衰吗？

当女人过了 28 岁以后，卵巢功能就开始逐渐退化，到 45 岁以后，慢慢绝经，步入更年期。我们前文提到过，月经是由子宫内膜受卵巢分泌的性激素调节脱落而来，内膜厚薄与雌激素水平关系密切。在卵巢功能正常的情况下，性激素也正常分泌，月经的周期、经期、经量均维持在正常水平。当月经量突然变少，说明卵巢功能正在衰退，进而在多种因素影响下，最终导致女性卵巢早衰。由于雌激素水平持续走低，失眠、健忘、皮肤暗淡粗糙，性欲降低、便秘、烦躁易怒，乳房扁平松弛，骨质疏松等一系列的假性更年期症状就找上来了。

当然我们不能说月经量少就意味着卵巢早衰，但是月经量少与雌激素水平低密切相关，长此以往，还是会比同龄人提早步入衰老行列。

因此，当你发现月经量突然减少，就应早检查、早诊断、早治疗。虽然卵巢早衰不可逆转，但是我们还是可以通过科学治疗和调护来稳定和恢复卵巢功能，阻止卵巢早衰的发生！

 卵巢早衰会引起女性更年期提前吗？

女性更年期和卵巢衰老是每个女性在中年后都要经历的一个阶段，那么女性更年期和卵巢早衰有相关性吗？

卵巢早衰是指女性曾有自然的月经周期，而在 40 岁之前出现卵巢萎缩性持续闭经，同时伴有系列症状，如颜面潮热、出汗、心烦、易怒等更年期症状。可以说卵巢早衰是引起更年期提前的一个重要因素。卵巢早衰前期伴随着月经不调的症状，后期就会演变成闭经，闭经后的妇女卵巢萎缩速度加快，促卵泡激素水平升高，而血雌二醇水平显著低落，提前出现更年期症状。

更年期是指从出现绝经趋势直至最后一次月经的时期，可始于 40 岁，历时短则 1 ～ 2 年，长则 10 ～ 20 年，是每位女性都要经历的一个时期，是卵巢自然衰老的一个特殊变更时期。此时，由于体内雌激素水平开始下降，并伴随相关症状，称为更年期综合征。该症主要是妇女绝经前后出现性激素波动或减少所致的一系列以自主神经系统功能紊乱为主，伴有神经心理症状的一组症候，主要表现为潮热、汗出、情绪不稳定、不安、抑郁或烦躁、失眠等，又称为绝经综合征。

由此可见，卵巢早衰是一种病症，不是所有女性都会有。卵巢早衰会引起更年期症状提前。而更年期是每个女性必经的一个时期，是一种生理现象，是卵巢功能自然衰竭出现的临床表现。所以二者并不是一回事。

 哪些免疫性疾病可以导致卵巢早衰？

卵巢早衰的病因及发病机制较为复杂，多数学者认为卵巢早衰的病因有医源性因素（放疗、化疗、手术及药物性因素）、免疫性因素、遗传性因素、环境因素、生活方式和感染因素等。其中免疫因素被认为是导致卵巢早衰的重要因素，其发病机制目前尚未明确。

研究报道，5%的卵巢早衰患者有自身免疫性卵巢炎，10%～30%的卵巢早衰伴有其他自身免疫性疾病，如系统性红斑狼疮、类风湿性关节炎、桥本甲状腺炎、肾上腺炎、糖尿病、特发性血小板减少性紫癜等。在卵巢早衰并发的自身免疫性疾病中，最常见的原因是甲状腺疾病，12%～33%的卵巢早衰患者患有甲状腺疾病。第二常见的是自身免疫性多腺体综合征（APS），在自身免疫性多腺体综合征Ⅰ型中，卵巢早衰发生率为17%～50%，在自身免疫性多腺体综合征Ⅱ型中，卵巢早衰发生率为3.6%～7.0%。临床有报道甲状旁腺功能减退患者14年后出现卵巢早衰的病例。可能的机制如下：

（1）自身免疫性抗体与卵巢早衰：卵巢早衰患者大部分携带有自身抗体，而抗透明带（ZP）是自身免疫性卵巢早衰的重要抗原决定簇，卵巢早衰患者外周血中的卵巢自身抗体透明带是特异性的。因此抗透明带抗体影响透明带功能，进而影响卵泡发育，没有成熟卵泡，女性当然不能怀孕！另外，类固醇21-羟化酶是自身免疫性慢性肾上腺皮质功能减退症的主要自身抗原，并且有报道类固醇细胞抗体阳性的自身免疫性慢性肾上腺皮质功能减退症的女性有早期卵巢功能不全的风险。

（2）细胞因子与卵巢早衰：研究表明，细胞因子影响卵泡的发育和闭锁，现已证明转化生长因子-β（TGF-β）在卵巢功能的调节中发挥着关键作用，转化生长因子-β家族的几个成员在卵泡中由卵母细胞或颗粒细胞表达，转化生长因子-β_1在卵巢不同发育阶段参与颗粒细胞增殖、卵母细胞成熟和类固醇激素生成。

（3）自身免疫性炎症因子与卵巢早衰的关系：自身免疫性卵巢炎的组织学特征是卵巢活检标本的淋巴细胞浸润。淋巴细胞浸润在成熟卵泡中更为突出，淋巴细胞、浆细胞均在卵巢组织中浸润。

长期熬夜容易导致卵巢早衰吗?

小董,27 岁,未婚,例假未潮 8 个月。内分泌检查提示:FSH 90 U/L;连续监测卵泡彩超结果提示:窦卵泡稀少,无优势卵泡长出;诊断为卵巢早衰。小董看到检查结果很是纳闷,自己还未婚,为什么就卵巢早衰呢? 经医生了解才知道,小董是一家公司的总经理,平时工作繁忙,近两年来几乎每天都熬夜加班到深夜一两点,加之平时应酬较多,饮食作息不按时,睡眠不足,工作压力较大,免疫力下降,近来经常感冒,月经不规律,也许这是导致卵巢功能衰退的主要原因。

现代社会,熬夜行为变得越来越普遍,尤其是人们认为白天生活过于枯燥,夜间自己的思绪更加清晰,习惯于晚上看书、办公、写文章、玩手机,等到白天再休息。对于大多数女性来说,晚睡已经习以为常了,再加上心思敏感,偶尔会有焦虑、抑郁的情绪,或者脾气暴躁。这对女性身体有着非常不好的影响,甚则会导致女性更年期提前。有研究表明,经常熬夜的女性比生活健康、作息规律的女性有更大的概率患上卵巢早衰!

睡眠是机体默默自我修复的过程,经常夜间 11 点以后入睡的女性由于得不到充足的休息,直观的表现便是免疫力下降,出现月经不规律、容易感冒、精神不振等,甚则会导致卵巢早衰。所以,保证良好的睡眠与充足的营养摄入,才能保证身体健康。研究发现,人在睡后 1 个半小时即能进入深睡状态,所以晚上应该在 10 ～ 11 时上床,这样可以使人的深睡时间保证在午夜 12 时至次日凌晨 3 时,这时人体的体温、呼吸、脉搏及全身状态都已进入最低潮。既然早睡,自然要早起,所以起床时间则应该以早晨 5 ～ 6 时为宜。

 抽烟、饮酒会引起卵巢早衰吗?

随着时代的变迁和多元文化熏陶,部分女性开始追求所谓的抽烟、饮酒潮流。但是，我们在这里要对有这种追求心理的女性泼冷水了。抽烟、饮酒是一个对女性健康和美丽有着严重伤害的潮流，它会使女性的皮肤失去弹性，眼角和嘴唇出现皱纹，牙齿变黄，日积月累地侵害你的身体，甚至会导致卵巢早衰。

研究表明，抽烟对女性健康的危害非常大。香烟中的尼古丁类物质会抑制卵巢中的芳香化酶活性，进而减少雌激素的生成。雌激素对女性的子宫、输卵管等生殖器官均发挥着重要的作用，雌激素的减少会影响女性第二性征发育，会引起内分泌功能紊乱，使月经与排卵自然会受到影响，从而降低生育能力。香烟中的镉，可导致女性卵巢发生组织学改变，使卵泡发育障碍，镉还可蓄积于女性卵泡液中，造成卵泡发育异常，不仅可干扰排卵，甚至对早期胚胎也有毒性作用。据调查，每天抽烟12支以上的孕妇，其流产率比不吸烟孕妇高1倍以上，早产发生率高2倍。另外，一些女性高发肿瘤，都与雌激素、孕激素的分泌异常有着密切的关系。长期吸烟，烟尘中的某些成分会对卵泡造成伤害，导致卵泡提前消失，使更年期提前，并加重绝经后骨质疏松症。所以，我们不仅仅呼吁女性不要吸烟，对于备孕期、怀孕的女性，希望她的家人能体谅一下怀孕的辛苦，坚决拒绝让女性吸二手烟，因为女性被动吸入二手烟的危害不亚于主动吸烟的危害。

除了抽烟，长期、过量饮酒也是引起卵巢早衰的主要因素之一。长期嗜酒可能导致女性性征减弱，卵巢出现脂肪变性，影响卵泡的发育与成熟，还会导致女性性欲减退、性高潮障碍、性交痛和阴道痉挛等问题，使夫妻生活不和谐。如果发生严重乙醇（酒精）中毒，还可能危及生命，即使成功抢救，也会导致卵巢逐渐萎缩，功能减退，引起卵巢早衰。

所以，从现在开始，于内，培养良好的生活方式，戒烟戒酒，饮食健康；于外，注意在公共场所尽可能避免被动吸烟。长此以往，相信你一定会是一位美丽、健康、充满吸引力的女性！

 大龄未婚未孕会导致卵巢早衰吗？

卵巢功能正常衰退一般发生于 45～55 岁。不良的生活方式，如抽烟、饮酒、熬夜、过早性行为、早孕、人工流产、多个性伴侣等因素，对卵巢可造成严重损害，影响女性卵巢的正常生命周期。如今，卵巢功能衰退呈越来越年轻化的趋势。据最新统计，在出现更年期问题的人群中，40岁以下的占了20%，且相当一部分为大龄未婚未孕者。难道大龄未婚未孕也与卵巢早衰有关吗？

回答是肯定的。我们都说，恋爱中的女人最美，从科学的角度说，热恋期的女人普遍内分泌水平高，雌激素分泌旺盛，并且女性在性爱这支"天然"美容剂的滋润下容光焕发。反之，长期独居的女性，多数比常人更显憔悴衰老。

研究表明，随着怀孕次数增多，育龄女性发生卵巢癌的概率逐渐降低，而未生育女性更易患卵巢癌。当女性处于怀孕期间，卵巢停止排卵，处于休养状态，这对卵巢其实是一种保护。但是产后哺乳期，即使没有来月经，卵巢也可能会排卵，所以这个时候同房一定要做好避孕措施。此外，长期独身女性存在内分泌紊乱的可能性，让卵巢早衰、卵巢癌等疾病有机可乘。因此我们真诚希望广大女性多关爱自己的身体，如果出现以下3种情况，务必引起重视，及早就医：①40岁以上。②曾有较长时间卵巢功能障碍的表现，如月经过多、经前紧张综合征、乳房胀痛、多次自然流产、不孕及过早绝经等。③较长时间不明原因的食欲不振、腹胀和腹痛问题。

11 腮腺炎与卵巢早衰有关系吗？

有一项对百名过早绝经的卵巢早衰女性进行的问卷调查结果显示：最高发的原因就是腮腺炎。大多数人都知道，男孩儿，尤其青春期后的男孩儿，患病毒性腮腺炎且伴发睾丸炎时，有可能会影响以后的生育。但是，少有人知道女孩儿患腮腺炎，可能会是卵巢早衰的高危因素。虽然不能说得过腮腺炎的人就一定会卵巢功能早衰，但在被调查人群中，有将近一半的人都曾经患过腮腺炎。

我们曾经遇到这样一个患者，15岁的小姑娘还没有来月经，妈妈出于担心便带她来就诊，经过详细询问病史和相关检查后，令母亲非常震惊的是，小姑娘竟然被诊断为卵巢早衰。我们询问得知，女孩儿小时候得过腮腺炎，家人没有在意，没有进行及时、科学、合理的治疗，之后可能并发了卵巢炎，破坏了卵巢的功能，使卵巢对垂体的促性腺激素的刺激不敏感，没有产生应有的反应，进而造成卵巢早衰。由此可见预防病毒性腮腺炎发生的重要性，预防最好的方法就是按照有关要求，做好腮腺炎疫苗的接种。

12 反复人工流产会导致卵巢早衰吗？

在现实生活中，我们会发现有些女性做过人工流产后，给人一种沧桑的感觉，昔日容颜不在，似乎时光在她身边一下子过去了，人也变得疲惫衰老了。其实这不是错觉，反复流产的确对女性伤害很大，最明显的就是月经的改变以及容颜的衰老。为什么会出现这种情况呢？这是因为当女性怀孕后，体内雌激素、孕激素水平升高，而人工流产是人为的中断怀孕过程，导致体内的雌激素、孕激素水平急剧下降。如果多次人工流产，雌激素、孕激素短时间内上升与急剧下降，会影响下丘脑－垂体－卵巢性腺轴的功能，从而导致女性卵巢功能降低，发生卵巢早衰，提前进入更年期。此外，多次人工流产的女性，子宫内膜基底层变薄，严重者会导致闭经，甚至不孕。

女性卵巢的发育需要漫长的过程，从胚胎时期，卵巢就慢慢开始发育，但直到青春期卵巢才得以迅速发育。虽然在卵巢发育成熟之前，卵巢可以排卵并有孕育胎儿的能力，但此时怀孕会加重卵巢负担，卵巢不能够充分发育成熟，早孕及人工流产都会对卵巢造成极大伤害。

因此，女性朋友一定要关爱自己，避免过早性生活。如果有性生活，在没有生育计划的情况下，一定要做好避孕措施，避免早孕及人工流产带来的伤害。如果做了流产，要注意休息，悉心调养，积极养护，一个月之内禁止盆浴和性生活；多摄入高蛋白、高维生素类食物，同时多补充新鲜蔬菜、水果等，使人工流产对身体、对卵巢的损害，降到最低程度。

13 高压生活会引起卵巢早衰吗？

我们知道卵巢功能正常，既制约着月经的周期、经期、经量等，又保护着女性的生育能力。卵巢功能正常衰退一般始于 45～55 岁，但是随着社会发展竞争压力的增加，不少年轻女性出现了失眠、乏力、心情抑郁、烦躁等更年期迹象。难道工作压力、生活压力及精神压力的增大也可以引起卵巢早衰吗？

许多研究表明，卵巢早衰的根本原因可能与某些基因有关。卵巢早衰在育龄妇女的发生率仅仅为 1%，而且据观察，这 1% 的卵巢早衰患者发生原因仅仅与遗传、免疫等因素有关。当然有些药物（某些中药和化疗药）或卵巢手术也可能会引起卵巢早衰。但并非如某些宣传所讲的那样，与压力、饮食等外界因素有着极其密切的关系。就如前面所谈到的长期熬夜、吸烟、饮酒、多次人工流产、大龄未婚未孕等因素，只能是卵巢早衰的外因，外因只有通过内因才能发生变化。同样，压力过大也是卵巢早衰的外因之一。

虽然高压生活不是卵巢早衰的直接或根本原因，但高压生活下的女性，常常会有易发脾气、精神疲惫、心情抑郁、出汗、失眠、精力下降、烦躁或月经紊乱等表现。对此，大家要有正确认识，切不可随随便便给自己扣上"卵巢早衰"之名，正确做法是及时到医院做系统检查和治疗。年轻女性要注意劳逸结合，减缓压力，放松心情，悠闲生活，这是预防卵巢早衰的重要措施之一。

14 过量饮用富含咖啡因类饮料会导致卵巢早衰吗？

我们在电视或影片中看到，一些穿着时尚、容貌靓丽的女性经常手握一杯咖啡，优雅大方地走在路上。因此在生活中我们会发现，有些姑娘以为咖啡便是时尚的代名词，也常常手握咖啡；当然也有一些女性是由于工作、学业等方面的压力，不得不用咖啡来提神。日常生活中适度地饮用含咖啡因类饮料确实有祛除疲劳、兴奋神经的作用，甚至在临床上也会使用，比如用于治疗神经衰弱和昏迷复苏等。然而，我们都知道过犹不及的道理，摄入咖啡因过量会给健康带来诸多不利影响。

☺ 如果大剂量或长期服用富含咖啡因类饮料会引起惊厥、心律失常，并可加重或诱发消化性溃疡，甚至导致下一代智力低下、肢体畸形。此外，长期使用含咖啡因饮料会导致成瘾，一旦停用就会出现精神委顿、浑身乏力等各种戒断情况，虽然不至于像毒品那么严重，但由于人对咖啡因制剂的耐受性而导致想要获得同以前相同的效果，就需要不断增加用量。咖啡因不仅仅作用于大脑皮层，还能直接兴奋延髓，所以一旦过量饮用含咖啡因成分的饮料，可能会引起阵发性惊厥和骨骼震颤，严重情况下会损害肝、胃、肾等重要内脏器官，诱发呼吸系统炎症、妇女乳腺疾病等。

� 如果在例假期间，请尽量避免饮用此类饮料，因为咖啡因对月经期的女性危害更大。正常情况下，我们体内的新陈代谢不断进行以维持我们的生命，但是有研究发现，饮用过量的咖啡因会阻碍糖类的新陈代谢，导致乳房发生水肿、胀痛。

☾ 我们知道妇科疾病大多都与激素分泌异常有关，月经期间如果过量饮用咖啡，会导致体内的雌激素上升，影响卵巢内卵泡发育，加重一些妇科疾病，如痛经、子宫内膜异位症、乳房肿胀等。在追求时尚的路上，我们更要追求健康，请大家且行且珍惜吧！

15 过度减肥或暴饮暴食会引起卵巢早衰吗？

美，是每个时代女性的追求。有些人选择健身达到美的目的，但有些人却通过节食来减肥变美。前者是健康、充满生机的美，后者往往是"林黛玉式"病娇的美。减肥变美确实是需要管住嘴、迈开腿，详细来说，就是不吃高热量、高脂肪食物，加上勤于锻炼。但是生活中，人们似乎认定只要不吃肉、只吃素就可以达到减肥的目的，特别是少于运动的女性更是将其奉为减肥宝典。但女性长时间吃素减肥，不仅会因为营养摄入不充分而精神疲惫，还会引起内分泌紊乱，严重者甚至会出现闭经或卵巢早衰，从而导致不孕。

有女性说自己"喝水都会胖"。但实际上，很少有人是真的喝水就胖。可以记录一下每天的饮食，那样你就会发现胖的原因肯定与饮食不节有关，而不仅仅是喝水。许多女性认为只要吃素就可以减肥，却对饭量不加控制，时多时少，殊不知长期下去，不仅仅不能减肥，反而对健康造成伤害。有研究表明，女性处于饥饿状态下只需要短短 4 天，女性激素的分泌就会异常。蔬菜里含有丰富的维生素、矿物质、膳食纤维，适量食用一些蔬菜、水果可以提供机体所需的微量营养素，还可以促进肠道蠕动，促进排便以减肥。但是有些女性朋友减肥只吃素食，只食用一些蔬菜、水果等，很容易缺乏蛋白质、脂肪等，对健康十分不利，甚至还可能影响到孕育下一代。所以一定要选择理性、健康的方式来减肥。另外，有些女性虽然也是素食主义者，但并不是出于减肥的目的。因此素食的选择应该是多样性，这样才能既减肥又不伤害身体，豆类、谷类、植物油等多种食物互相搭配，尽量利用植物性蛋白质的互补作用来获取足量的各种氨基酸。同时补充各种矿物质，如铁、钙和维生素等，尽量每日喝牛奶或酸奶，以补充蛋白质、钙和益生菌。虽说饮食最好荤素搭配，但是过食油腻食物容易产生大量代谢产物与粪便，这些废物产生的浊气、毒素对人体器官的功能有一定影响，加速脏器的衰老、面容的损伤，影响女性卵巢功能。

16 化疗会引起卵巢早衰吗？

化疗是导致卵巢早衰的常见医源性因素之一。根据药物对女性生理和生育功能的影响程度，常见的化疗药物可分为三类：一是具有明显性腺毒性的药物，主要是烷化剂，如环磷酰胺（CTX）、氮芥、白消安等。二是对性腺毒性弱的药物，如甲氨蝶呤、氟尿嘧啶、6- 基嘌呤、紫杉醇、依托泊苷等。三是对性腺毒性尚不肯定的药物，如白消安、美法仑等药物可能引起性腺毒性，顺铂、长春新碱性腺毒性尚不明确。放线菌素 D 几乎不引起卵巢毒性。根据药物对细胞增殖动力学的影响，化疗可分为周期非特异性药物、周期特异性药物。有学者认为全身化疗对卵巢功能的影响主要体现为卵泡数目减少和黄体功能丧失，化疗破坏卵泡结构，继而破坏卵巢。有学者则认为在早期卵泡（始基、初级卵泡）闭锁过程中，凋亡首先由卵母细胞开始，卵泡颗粒细胞凋亡由内层向外层逐渐发生；而生长晚期滤泡首先发生颗粒细胞凋亡，从而诱导卵母细胞凋亡，触发卵泡闭锁。当大量卵泡闭锁速度高于生理代谢水平，则可能发生卵巢早衰。将人类颗粒细胞和活性环磷酰胺（即 PCTX）在体外进行混合培养，产生的孕激素明显减少，提示颗粒细胞的活性环磷酰胺对卵巢产生毒性作用的靶细胞。由于颗粒细胞是卵母细胞的营养细胞，故颗粒细胞破坏后一方面造成性激素分泌减少，另一方面影响卵母细胞的发育和分裂，最终导致卵巢组织损害，卵巢功能失常。

 17　放疗会引起卵巢早衰吗？

放疗如同化疗一样，在某些情形下可能导致卵巢功能发生不同程度的损害，严重者发生卵巢早衰。盆腔放疗是妇科恶性肿瘤治疗的有效辅助手段，在杀伤癌细胞的同时，放射线也可使卵巢窦卵泡丧失、间质纤维化及玻璃样变、血管硬化和门细胞潴留等。同时，由于年龄的增加，导致卵巢早衰和不孕的放射剂量逐渐减少，这可能与患者年龄越小时，卵泡数量越多，卵巢血供越丰富，抵抗射线损害的能力就越强有关。

18　染发剂会引起卵巢早衰吗？

> 小钟，28 岁，已婚，育有 1 女，近期想要生二胎。有一天，刷网页时偶然发现，染发剂会引起卵巢早衰，很是担忧。因为自己少年头发早白，基本每三个月就要染一次头发。小董为解答疑惑来到医院咨询医生，自己经常染头发会不会影响生育，如果受孕会不会导致胎儿畸形？

大多数男人喜欢会修饰的女人，精致的妆容、得体的搭配，一袭乌黑的秀发，多么恬静可人。有些女性只是为了染黑来遮掩白发，但也有些女性为了追求时尚，随心情变化而改变头发的颜色。现在越来越多的女性愿意把时间与金钱花在头发的修护与保养上面，为了满足消费者的需求，染发剂的种类也层出不穷。然而，有报道指出，使用染发剂是发生卵巢早衰的危险因素。染发剂中有一些毒性物质，会对女性的生殖器官与生育能力造成伤害。

Gallicchio 等比较 443 名女性理发师和 508 名其他职业女性卵巢早衰的发病率，理发师卵巢早衰的发病率是非理发师的 5 倍多，原因在于女性理发师在工作场合接触到的化学制品较多，这些化学制品包括溶剂、漂白剂、染发剂等，而染发剂中所含有的苯、汞化合物，可以通过皮肤黏膜吸收，导致女性卵巢功能严重受损，以致最终走到卵巢早衰的地步。

当你选择染发的时候，不要贪图便宜而使用无商标制剂。染发不当有导致染发者铅中毒的可能，而染发剂中某些成分对人体存在伤害，尤其是氧化型染发剂和含醋酸铅的金属染发剂对人体危害最大。现已证实染发剂中含有的抗氧化剂代谢后的化学因素 4- 乙烯环己烯能引起卵巢功能衰竭。所以在追求美的道路上，要理性对待！我们的原则是，能不染就不染，如果要染一定要用有相关批注文号的染发剂，尽可能将对人体、对卵巢的伤害降到最低限度。

19 环境污染可以导致卵巢早衰吗？

是的，不良环境因素对卵巢功能的影响也是较大的，主要有以下几点。

（1）环境内分泌干扰物：又称为环境激素，当这些环境激素干扰物通过某些途径进入机体后，能影响内分泌功能，破坏机体内环境的协调和稳定。人们接触较多的是含雌激素的日用品，包括各种消毒剂、洗涤剂、化妆品、塑料制品，金属（铅、砷和汞等），电子产品中的电路板，化工产品（含甲基苯、苯胺、酚、硝基类化合物），不仅会对女性身体造成伤害，甚至可以通过某种途径诱发男性不育症。市场上染发产品众多，如果相关行业部门监管不力，铅含量极易超标，更易对女性生殖健康造成影响，造成自然流产、胎儿畸形等不良后果。砷可杀死着床胚胎，导致生化妊娠不良结局。化妆品中可能含铅、汞，而汞可引起卵巢细胞基因突变，长期使用可影响卵泡发育及胚胎分化。室内装修材料中含大量苯和甲醛，可影响卵泡和胚胎发育，造成自然流产。若房屋刚装修即入住，则毒性更强，新装修房屋建议至少在充分开窗通气半年并经有关部门检测达标后方可入住。

（2）电磁辐射：如 X 射线及原子、中子射线等辐射，日常生活中多来源于微波炉、电磁炉、手机及电脑。电磁辐射可使卵泡发育停止，卵泡数逐渐减少，最终导致卵巢功能降低。现代社会电子产品无处不在，由于工作、学业、家庭等各方面因素的影响，我们的手机几乎从不离身。但是研究发现，手机电磁波的电场在拨号时最高，可达通话时的 3～4 倍，因此使用手机，特别是拨号、通话次数越多，受辐射影响越大。所以当你在备孕及怀孕期间，尽量减少使用电子产品吧！

20 卵巢早衰与遗传因素有关吗？

研究发现，遗传是卵巢早衰的原因之一。有研究显示，约有 10% 的卵巢早衰患者有家族史，姐妹数人或祖孙三代可共同发病，既可表现为原发性闭经，也可表现为继发性闭经。在对这一现象的深入研究中，研究者发现之所以发生卵巢早衰，可能与 X 染色体的长臂有关系，因为 X 染色体长臂影响卵巢功能，而卵泡数量的维持必须有两条结果正常的 X 染色体存在。由此可见，遗传因素也是卵巢早衰的主要原因之一。

21 哪些妇科手术易导致卵巢早衰？

> 小王，24 岁，未婚，体检彩超发现双侧卵巢各有一个巧克力囊肿，直径分别为 5 cm、3 cm。医生建议手术剥除卵巢巧克力囊肿，防止囊肿破裂或者发生扭转，但同时告诉她，卵巢囊肿剥除术可能会损伤卵巢功能，甚至引起卵巢早衰。小王很困惑，卵巢囊肿剥除术只是剥除囊肿，怎么会损伤卵巢呢？再加上自己还未结婚，还未生育，如果对卵巢功能损伤严重的话，会不会影响自己的生育能力？

我们知道卵巢早衰的原因有多种，其中，医源性因素主要包括手术、放疗、化疗对卵巢的损伤，占卵巢早衰总体发生率的 50%～70%。随着现代医疗水平的提高，妇科良、恶性疾病的术后病死率逐渐降低，患者对于术后生存质量和生育能力等方面的需求明显增加。然而，常言道"尺有所短，寸有所长"，妇科手术在某些情况下可能会损伤到女性的卵巢，导致卵巢功能发生不同程度的损害，甚至发生卵巢早衰。

常见的妇科术式包括卵巢切除术、卵巢肿物剥除术、卵巢打孔术、子宫切除术、输卵管切除术等。不同术式及路径，术中切除范围、切除面积甚至止血方式的不同，都将对卵

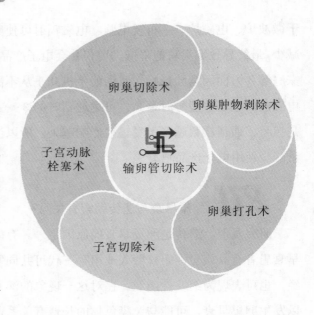

巢功能和患者的术后生活质量产生不同的影响。

（1）卵巢切除术：因直接损伤卵巢组织，故可能导致卵巢功能减退，进而引发卵巢早衰。过去认为切除一侧卵巢，对侧卵巢可以维持正常的内分泌功能。而研究表明，一侧卵巢切除后，卵巢分泌激素水平下降，垂体分泌促卵泡素升高，对侧卵巢发生卵巢早衰或较早衰退的机会增加。故小于 40 岁的患者，术中切除一侧或部分卵巢，都可能导致卵巢功能减退，甚至造成卵巢早衰，需充分告知患者这一情况，结合患者病情及个体需求谨慎抉择。

（2）卵巢肿物剥除术：在行卵巢肿物剥除时，不同类型的肿物剥除后对卵巢功能的影响亦有不同，以巧克力囊肿剥除术对卵巢储备功能影响最大。有报道 54% 的巧克力囊肿壁上可见正常卵巢组织，而非巧克力囊肿（如畸胎瘤、囊腺瘤等）仅有 6% 的囊壁上可见卵巢组织，主要是因为巧克力囊肿与周围组织粘连较重，剥除过程中容易连带较多的卵巢正常组织。

（3）卵巢打孔术（LOD）：作用机制尚不清楚，临床上有个别患者行卵巢打孔术后发生卵巢早衰。因此，手术时应注意控制电压大小和打孔数目，卵巢打孔对卵巢功能的远期影响需要做大样本前瞻性研究来证实。

（4）子宫切除术：子宫全切术因术中均需处理子宫动脉，影响卵巢的血

液供应，加速卵巢功能衰竭，因此有可能导致患者术后的卵巢功能降低，甚至造成卵巢早衰。伴一侧卵巢切除或是采取经阴道子宫切除的妇女，可能发生卵巢功能衰退。

（5）子宫动脉栓塞术（UAE）：子宫动脉栓塞术为子宫切除术和子宫肌瘤剔除术及药物治疗的替代疗法。因为栓塞剂通过子宫和卵巢动脉的吻合支，导致卵巢血供减少甚至功能衰竭，进而导致卵巢早衰。既往研究发现，常规子宫动脉栓塞术可能发生非目标性的卵巢动脉栓塞，进而影响卵巢功能。

（6）输卵管切除术：研究显示，卵巢浆液性腺癌可能起源于远端输卵管，故有些学者提议实施子宫切除术的同时切除输卵管，从而降低卵巢癌发生的风险。然而，也有学者担忧切除输卵管后，卵巢和输卵管共享的血供被切断，将导致卵巢功能下降和更年期的提前。

22 腹腔手术会引起卵巢早衰吗？

某女，28 岁，因继发性闭经 1 年于 2010 年 5 月来诊。患者 13 岁初潮，平素月经规律，已婚，孕 1 产 0。于 2009 年 5 月因右侧卵巢囊肿在某医院行腹腔镜下右侧卵巢囊肿剥除术＋左侧卵巢剖探术，术后阴道出血 4 天，痊愈出院。病理显示（右）卵巢成熟性畸胎瘤。出院后即出现停经，术后 2 个月复诊时医生给予雌激素、孕激素周期治疗，倍美力 0.625 mg，1 天 1 次，2 周后加服醋酸甲羟孕酮 4 mg/ 天，14 天后停药，月经来潮。此后未用药，仍无月经来潮，并出现潮热等更年期症状。曾经中医药治疗，无效。查性激素六项：E_2 45.08 nmol/L，FSH 134.03m U/L，LH 57.54 U/L；妇科 B 超示：子宫前位，宫体 36 mm×26 mm×35 mm，宫腔线居中，内膜厚 3 mm，右卵巢 14 mm×10 mm×13 mm，左卵巢 14 mm×9 mm×9 mm。诊断为卵巢早衰。

上面这位行腹腔镜下卵巢囊肿剥除术后出现闭经的病例，性激素水平测定及妇科彩超检查均提示卵巢萎缩、功能减退，考虑为医源性卵巢早衰。分析可能原因如下：

（1）疾病本身因素：卵巢良性囊肿呈扩张性生长，卵巢皮质菲薄，有时仅在近卵巢门附近有残留的正常卵巢组织；或因囊肿壁与卵巢关系密切，剥除囊肿壁的同时不可避免地丢失或损伤正常卵巢组织和卵泡。有研究发现，即使是容易剥除的囊肿壁上面，也有正常的卵巢组织残留，在 82% ～ 92% 剥除后的卵巢囊肿包膜内发现有卵巢皮质，并可找到始基、初级及次级卵泡，说明大多数情况下卵巢囊肿剥除都会伴随正常卵巢组织的丢失，且这种情况在卵巢子宫内膜异位囊肿剥除时发生率更高，因此保护正常卵巢组织，是手术医生应重点关注的问题。

（2）手术操作技巧：剥离卵巢囊肿时，如果解剖层次不清，就可能切除部分正常卵巢组织，且术中容易出血。腹腔镜下卵巢囊肿剥除后，卵巢创面的止血主要依靠电凝止血，因腹腔镜的放大作用、手术医生片面追求微创，少量的渗血也会被反复电凝止血，或因出血多、找不准出血点而反复电凝止血，或使用单极电凝止血等，此时高频电刀会对卵巢门附近的卵巢血管及保留的正常卵巢基质造成不可逆的热损伤，并在术后出现卵巢储备功能下降，甚至卵巢功能早衰。研究还发现，在卵巢囊肿剥除术中用缝扎和电凝两种方式止血，术后 6 个月两组患者卵巢激素水平有显著性差异，提示电凝止血会造成卵巢功能减退。因此，卵巢囊肿壁剥除后的电凝止血尤其是卵巢门部位的电凝要格外谨慎。

（3）对侧卵巢剖探：该患者右侧卵巢畸胎瘤行剥除术，术后出现双侧卵巢萎缩，与术中对左侧卵巢进行剖探时行电器械操作密切相关，也因此给患者带来了巨大的创伤。

23 哪些人易发生卵巢早衰？

易发生卵巢早衰的高危人群如下：

（1）流产次数较多者：人为中断妊娠时，体内雌激素、孕激素水平急剧下降，造成下丘脑－垂体－卵巢性腺轴调节紊乱，引起内分泌紊乱，引发卵巢功能的减退，易诱发卵巢早衰的发生。

（2）大量吸烟或二手烟者：烟草燃烧过程中释放的有害物质，引起进行性细胞死亡导致卵巢功能衰退。并且香烟中的有害物质还有抑制雌激素生成的作用，进而诱发卵巢早衰。

（3）经常抑郁焦虑者：经常抑郁、与家人相处不融洽等，对于下丘脑－垂体－卵巢轴造成干扰刺激，形成负性条件反射，导致下丘脑垂体促卵泡素、黄体生成素及雌二醇分泌异常，最终诱发卵巢早衰。

（4）负性精神刺激经历者：强烈的心理应激会严重影响人的身心健康，会对生殖内分泌系统产生不良影响，导致功能失调性子宫出血、不孕、闭经等多种妇科疾病。

（5）妇科手术史者：妇科手术，如子宫、输卵管及卵巢部位的手术，手术过程均会不同程度损伤卵巢的血液供应，导致卵巢功能损害甚至永久性卵巢衰竭。

（6）放疗或化疗者：放射线可以导致卵巢卵泡丧失，间质纤维化、玻璃样变、血管硬化；化疗药物还可以使卵巢包膜增厚，间质纤维化及卵泡停止发育，最终发生卵巢早衰。

（7）有家族遗传因素者：研究表明，遗传因素是卵巢早衰的主要因素之一，自己的母亲或其他直系亲属曾患有卵巢早衰者，患卵巢早衰的概率就大大增加。

（8）生存压力过大者：长期的紧张、焦虑等应激性不良情绪可以影响脑垂体的内分泌功能，使脑垂体对内分泌的调节能力降低，还可以影响人体免疫，出现免疫异常，从而诱发卵巢早衰。

诊断卵巢早衰的方法

 如何判定卵巢是否早衰?

> 张某，女，26岁，未婚，近半年来月经失调，时而提前，时而推迟，还常感精神疲惫，失眠，多梦，记忆力减退；近一个月经常感冒且缠绵不愈，并自觉阴道干涩，性欲下降。小张自行对照自己的症状在网页上进行搜索，怀疑自己得了卵巢早衰，想想再有2个月就结婚了，这是否会影响以后的生育呢?

卵巢早衰是指月经初潮年龄正常、第二性征发育正常的妇女，在40岁以前出现闭经，并伴有围绝经期综合征或绝经期症状。它具有高促性腺激素、低雌激素血症特征，卵巢组织学呈围绝经期或老年妇女绝经后的表现。一般根据其临床表现和相关检查来做判断。

（1）主要临床表现：①月经失调。月经失调与晚期自然绝经一样，大多数卵巢早衰患者症状表现为月经稀发、经期缩短、月经量减少而逐渐闭经，表现出一种逐渐加重趋势，而仅有10%～20%的卵巢早衰患者在月经正常来潮间突然出现闭经。月经是每个女性都极其关注的一方面，因此月经紊乱是发现卵巢早衰的第一线索。②神经系统症状。患者多有情绪不稳定、易激动、紧张、失眠、多梦、记忆力衰退等症状。因此当女性出现记忆力衰退、情绪波动较明显时，需及时至医院就诊。③器官方面。阴毛及腋毛脱落；性欲降低，阴道分泌物减少，性交时困难或出现性交痛等。

（2）相关检查：基础体温呈单相型；阴道细胞学检查提示雌激素水平低。

阴道超声了解子宫及卵巢情况；通过性激素检测，对下丘脑－垂体－卵巢性腺轴功能和卵巢功能做出初步判断。

 判定卵巢是否早衰该做哪些检查？

目前大家公认的卵巢早衰的诊断标准为：①年龄＜40岁。②闭经时间≥6个月。③两次（间隔1个月以上）血促卵泡素＞40 U/L。

教科书中提出的诊断标准为：促卵泡素＞40 U/L，黄体生成素＞30 U/L、雌二醇＜92.5 pmol/L，并伴有潮热、汗出、阴道干涩、头晕、情绪波动、失眠及性欲减退等卵巢功能低下的临床表现，B超检查提示卵巢无器质性病变。由此可见，判定卵巢早衰的检查主要有：性激素六项检查、子宫及附件的超声检查，最好是阴道超声检查，有条件的医院最好做抗缪勒管激素（AMH）检查。

 什么是性激素六项？有什么临床意义？

所谓性激素六项是指：促卵泡素，黄体生成素，催乳素（PRL），雌二醇，睾酮（T），孕酮。前三者由垂体分泌，促卵泡素主要功能是促进卵巢的卵泡发育和成熟；黄体生成素主要功能是促使排卵，在促卵泡素的协同作用下，形成黄体并分泌孕激素，是反映卵巢功能的重要指标；催乳素主要功能是促进乳腺的发育，乳汁的生成和排乳；雌二醇主要由卵巢分泌，雌二醇主要功能是促使子宫内膜转变为增殖期和促进女性第二性征的发育；女性体内睾酮多数由外周雄烯二酮转化而来，还有部分由卵巢和肾上腺皮质分泌，主要功能是促进阴蒂、阴唇和阴阜的发育，对雌激素有拮抗作用；孕酮由卵巢的黄体分泌，主要功能是促使子宫内膜从增殖期转变为分泌期。一般认为，对月经规律的女士来讲，在月经的第2～3天抽血化验比较好。

 卵巢储备功能的检测方法有哪些？如何评估？

随着社会的快速发展，人们的压力也日益增加，现代女性已经不仅仅承担着家庭的压力，还承担着社会、工作等方面带来的压力，因此当出现痛经、月经不规律、情绪不稳定、性生活困难或者出现疼痛时，有些女性就开始担心自己的卵巢功能，怀疑自己是否得了卵巢早衰。对此，我们可以通过以下项目检测，对卵巢功能做初步判定。

（1）促卵泡素检测：最好在月经周期的第 2～3 天抽血化验，也就是说，从来月经第 1 天开始算，第 2～3 天抽血化验。

研究发现，基础促卵泡素水平升高提示卵巢储备功能下降。促卵泡素水平 ≤ 10 U/L 为正常，可能为卵巢正常反应；促卵泡素 > 10～15 U/L，预示卵巢功能低反应；促卵泡素 > 20 U/L，为卵巢早衰隐匿期，预示着 1 年后可能闭经。

但我们必须明白，女性的基础促卵泡素水平并不是一个固定不变的值，在不同的月经周期可能会有所波动。研究表明，基础促卵泡素值正常的患者中，其周期间差别较小，平均为 2.6 U/L±0.2 U/L；而基础促卵泡素值较高的患者其变化幅度较大，在 4～24 U/L，平均为 7.4 U/L±0.9 U/L。因此，促卵泡素基础值变化较大的患者提示其卵巢储备能力低下。但对年轻女性（小于 30 岁者）来说，评估价值有限。

因此，在做判断时，一定要结合患者的年龄、阴道超声检测的窦卵泡计数和卵巢容积等，予以综合评估，且不可仅凭促卵泡素升高而做出卵巢功能下降的诊断。

（2）抗缪勒管激素检查：这是近年来被认为能评估卵巢功能最有效和敏感的指标。它评估卵巢储备功能的优势在于，抗缪勒管激素水平能反应卵巢内储备的卵泡数量，而且受月经周期的影响非常小，可在月经周期任何时间进行检测，避孕药或人工周期的药物对抗缪勒管激素水平的影响也有限，较促卵泡素的评估更准确。

抗缪勒管激素水平因卵巢储备功能的变化而变化，抗缪勒管激素水平越高，表明卵子的库存量越大，卵巢储备功能及生育力自然就较强；抗缪勒管激素水平降低，表明卵巢功能正在衰退，储备功能下降。

 女性在哪些情况下，需要查抗缪勒管激素？

血清抗缪勒管激素主要由卵巢颗粒细胞产生，从青春期开始，血清抗缪勒管激素水平随时间慢慢降低，并在更年期降低到检测不到的水平。女性出现以下情况（见卵巢功能评分表）可以检测抗缪勒管激素：①评估卵巢储备功能。②预测绝经年龄。③多囊卵巢综合征（PCOS）的诊断。④卵巢颗粒细胞瘤及儿童性别发育异常的诊断。（5）抗缪勒管激素在辅助生育技术前能准确地预测卵巢反应，制订个体化刺激方案。

 卵巢早衰如何简单自测？

卵巢功能容易受体内外各种因素的影响而出现减退。那么，对没有一点医学常识的女性而言，如何对自己的卵巢功能做一个基本评估呢？

大家可以用下表进行初步评估。

卵巢功能评分表

症状	基本分	程度			
		A	B	C	D
月经不调	4分	无	偶尔，量少或量多，经期缩短或延长	经常，量少或量多，经期缩短或延长	闭经
失眠	2分	无	偶尔	经常，服安眠药有效	影响工作、生活
易激动	2分	无	偶尔	经常，能克制	经常，不能克制
感觉障碍	2分	无	与天气有关	平常有冷、热、痛、麻木感	冷、热丧失
皮肤改变	2分	无	失去光泽、皮肤干燥	色斑、皱纹	皮肤干瘪，黄褐斑
潮热出汗	4分	无	每日3次以下	每日3～9次	每日10次及10次以上
抑郁及疑心	1分	无	偶尔	经常，能控制	无生活信念
眩晕	1分	无	偶尔	经常，不影响生活	影响日常生活
疲乏	1分	无	偶尔	上四楼困难	日常活动受限
骨关节痛	1分	无	偶尔	经常，不影响功能	功能障碍
头痛	1分	无	偶尔	经常，能忍受	需要治疗
心悸	1分	无	偶尔	经常，不影响生活	需要治疗
皮肤蚁走感	1分	无	偶尔	经常，能忍受	需要治疗
泌尿系感染	2分	无	每年3次以下	每年3次以上	每月1次
性生活状况	2分	无	性欲下降	性交痛	性欲丧失

注1评分计算方法：以上15项的基本分与程度系数的乘积之和为总评分。其中，程度系数A为0，B为1，C为2，D为3。

例如：假如你偶尔有月经不调、经常失眠、性欲下降的症状，那么你的卵巢功能评分为 10 分（4×1+2×2+2×1=10）。

注 2 评分结果分析：①8 分以下（含 8 分），表明卵巢功能良好。继续努力呵护你的卵巢吧。②高于 8 分，表明卵巢功能开始衰退。建议尽快到医院进行有关检查。③高于 19 分，表明卵巢功能衰退较严重，应积极查找病因，针对性治疗。④31 分以上（含 31 分），表明卵巢功能衰退严重。

 彩超提示窦卵泡数少就是卵巢早衰吗？

> 宋某，女，35 岁，因有二胎生育要求，备孕 2 年未孕来医院就诊。彩超检查提示双侧卵巢窦卵泡数减少，每侧卵巢窦卵泡数 1~2 个，医生告诉她这种情况表明可能是卵巢早衰。宋某很迷茫，卵巢窦卵泡数减少是不是意味着卵巢早衰，是不是以后就不能生育了？

通过彩超（阴道超声更准确）对窦卵泡数的计数，数目的多少是评估卵巢功能的一个重要指标。

窦卵泡指在月经周期第 2～4 天，通过阴道超声检查卵巢内直径为 2～9 mm 的卵泡数目，其数目的多少能够间接反映出原始卵泡的库存。近年来研究认为，窦卵泡是评价卵巢储备功能的较好指标，且与年龄呈负相关。也就是说，随着年龄的增加，窦卵泡数目在逐渐降低。

研究发现，35 岁以上的不孕妇女，窦卵泡在对卵巢储备功能的预测方面具有较高的价值。对预测卵巢低反应以窦卵泡＜ 5 为界值。目前国内外对卵巢储备功能降低的窦卵泡并无统一定论，但窦卵泡 2～6 个，同时基础促卵泡素＞ 10 U/L，无论处于哪个年龄阶段的妇女，均预示其卵巢低反应。

尽管准确检测窦卵泡对卵巢功能的评估具有较大价值，但不能作为独立评价卵巢结局的指标。研究已证实，卵巢储备功能与年龄呈负相关，甚至随着年龄增长可以逐步发展为卵巢早衰。因此，不能仅凭窦卵泡数的减少，就判定为卵巢早衰。

 雌激素水平低下就是卵巢早衰吗?

不一定,要结合其他相关指标和症状综合评判。我们知道,雌激素的主要作用是促进女性生殖器官的生长发育,促进女性第二性征的发育,让女人充满青春活力、魅力四射。青春后,雌激素仍然影响着女性体内的脂肪代谢,促进女性皮下脂肪聚集而显现丰满体态。那些拥有前凹后凸好身材的女性,除了后天健身以维持,还与她们有着两颗功能强大的好卵巢关系密切。此外,卵巢分泌的雌激素具有保钠、保水作用,从而增加血量和细胞外液。对女人来说,就是滋润全身,让皮肤饱满、水嫩有弹性,让眼眸光亮有神,让秀发更顺滑。雌激素水平低下,表明女性卵巢分泌的激素出现了一定的问题,但是否卵巢早衰要综合分析,切不可仅凭雌激素一个指标的下降就诊断为卵巢早衰。

 监测卵泡提示没有优势卵泡生长就是卵巢早衰吗?

> 郭某,女,33岁,未避孕,两年未孕来医院就诊。彩超监测卵泡提示:月经第15天右侧卵泡13 mm×17 mm。患者自诉连续监测四个周期均没有优势卵泡。郭某的同事因为卵巢早衰不孕,她怀疑自己也患上了卵巢早衰。那么,没有优势卵泡生长就是卵巢早衰吗?

临床上,通过彩超监测卵泡发育情况,有时会发现没有优势卵泡生长,这是否就意味着卵巢早衰?当然不是。其可能的原因,一是可能监测卵泡的时间不对,故没有监测到优势卵泡;二是卵巢内虽有卵泡发育,但不能发育成熟,此种情况多见于无排卵性功能失调性子宫出血及多囊卵巢综合征患者。无排卵性功能失调性子宫出血是由于下丘脑—垂体—卵巢性腺轴功能失调、卵巢不排卵导致孕激素缺乏、子宫内膜不规则剥脱所致,表现为月经量异常增多和(或)经期延长。多囊卵巢综合征患者卵泡发育异常,是因过多的早期卵泡生长，卵泡不能发育成熟，卵泡发育停滞可能是卵泡过多的结果。而卵巢早衰患者是因为卵巢内基本无卵泡生长，卵泡未发育就逐渐闭锁，患者出现月经停闭、不孕等情况。

卵巢早衰的相关问题

 卵巢早衰可怕吗？

卵巢是女性重要的生殖器官，卵巢一旦出现功能衰退，还是挺可怕的，给女性身心造成伤害，影响生活质量，使自己未老先衰。

☙ 卵巢早衰的病因复杂，目前尚不明确。卵巢早衰的治疗极为困难，到目前为止，尚没有疗效确切的治疗措施以恢复或保护卵巢功能。医生对卵巢早衰的治疗会根据患者具体情况，如年龄、病因、有无生育要求、卵巢内有无发育中卵泡及经济状况等综合考虑，确定治疗方案，但是疗效很有限。

☙ 卵巢早衰会出现一系列类似更年期症状，需要长期服药控制，同时会影响生育功能。因为卵巢功能一旦衰退，女性会出现内分泌紊乱，卵巢发生萎缩，会导致无法产生卵子，生育能力下降，甚至会导致不孕。同时，因为激素的变化，患者会出现脾气暴躁、潮热多汗、阴道干涩、性欲低下、皮肤弹性差等提前衰老的一系列类似更年期症状。

☙ 如果发现卵巢功能开始减退，需要重视并积极配合医生，完善相关检查并接受针对性治疗，防止发展至卵巢早衰。

 卵巢早衰可以预防吗？

☙ 积极治疗引起卵巢早衰的原发病，如自身免疫性疾病，减少自身免疫性疾病对卵巢的不良影响，预防卵巢早衰的发生。

☺ 卵巢早衰与个人的生活作息习惯、身体素质和良好的情绪有一定关系。①注意调整作息，不宜熬夜，早睡早起。②坚持科学规律的生活方式：产后母乳喂养，尽量延长哺乳时间。妇女要适当多喝牛奶，多吃豆制品和水果蔬菜鱼虾等食物，养成锻炼身体的好习惯，不吸烟和减少被动吸烟，不宜喝酒。③调节情绪，保持良好的心态。人在情绪轻松愉快时，脉搏、血压、新陈代谢物质等处于平稳协调状态，体内免疫活性物质分泌旺盛，个人身体素质增强，抗病能力强，都有利于预防卵巢早衰的发生，从而延缓卵巢早衰发生的进程。

☺ 减少手术、放疗、化疗等医源性因素对卵巢的损伤也是预防卵巢早衰的有效途径。

除了以上需要注意的事项外，预防卵巢早衰的发生还有一点很重要，就是早期诊断，早期治疗。尤其是对于有家族史、月经异常和有卵巢手术史者等高危人群，及早诊断和治疗尤为重要。定期去专科检查，及时发现卵巢功能异常，及时针对性治疗，以防卵巢功能进一步衰退。

卵巢早衰患者还可以生育吗？

卵巢早衰是有生育可能的，但是生育的机会很有限，甚至很小。这取决于卵巢大小、是否萎缩、萎缩的程度如何，也需要借助医学手段综合评估并给予针对性治疗。

卵巢主要有两个功能，一是生殖功能，产生成熟卵泡及排卵；二是内分泌功能，以产生雌激素和孕激素为主。如果卵巢功能衰退，就会影响到女性的生育功能。有些卵巢早衰患者小卵泡很少，甚至基本耗竭，这就很难自然怀孕，有些患者虽然还有一些残存的小卵泡，但通过自然受孕的概率也是比较低的。但通过及时有效的治疗，还是有怀孕可能的，比如说试管婴儿技术，通过促排卵治疗，可以获取少量的卵子，培养成胚胎，移植入宫腔帮助怀孕。除此以外，还可以考虑以接受赠卵的方式受孕。临床不少卵巢早衰女性通过接受赠卵，在试管婴儿技术的帮助下生育宝宝。

所以说，卵巢早衰的女性是可以生育的，只是需要结合具体情况选择不同的助孕方式。

 卵巢早衰会遗传吗?

一部分卵巢早衰与遗传有关。研究发现，10%卵巢早衰患者有家族史，可累及祖孙三代、姐妹数人。对于有卵巢早衰家族史者，或者是携带与卵巢早衰发生相关的异常基因，早期识别及筛查出前突变基因对于预测家族成员发生卵巢早衰风险有很重要的意义。针对这些人群，需要密切监测卵巢功能，并建议及早生育，避免不孕的发生。

除了部分与遗传因素有关之外，大部分与其他因素有关，如免疫因素、医源性因素、垂体功能异常、人工流产、儿童期病毒性腮腺炎引起严重的卵巢损害等。还有一部分与不良生活习惯有关系，如吸烟、熬夜非常影响卵巢功能，特别是一些女孩过度减肥，也会引起卵巢早衰。此外，不良的心理情绪会减少免疫活性物质的分泌量，而强烈的情绪波动或是巨大的精神刺激会使中枢神经系统受到影响，导致月经不调从而诱发卵巢早衰。还有一些卵巢做过手术的患者，如卵巢囊肿的剥除或是一侧卵巢切除也会影响卵巢功能，还有一些长期服药的患者，如白血病，骨髓移植以后服用的免疫抑制剂，损害卵巢，出现卵巢早衰。这部分卵巢早衰患者是后天因素造成的，是不会遗传的。

 卵巢早衰能治疗好吗?

到目前为止，卵巢早衰的病因尚不完全清楚，也没有疗效确切的治疗措施以恢复或保护卵巢功能。发生卵巢早衰后，首先要尽可能明确是什么原因引起的卵巢早衰，虽然卵巢早衰并不能治愈，卵巢功能不能逆转，但可以采用一些治疗方法延缓卵巢早衰的进程，缓解卵巢早衰引起的一系列症状。例如，采取一些药物替代治疗，来达到改善患者生活质量的目的，也就是说我们可以采用药物替代治疗，起到维持激素水平的目的。如有生育要求的患者，可以通过助孕的方式生育后代。治疗方法有激素治疗，免疫治疗，中西医结合治疗，手术治疗，促排卵、辅助生育等。同时，女性个人在日常生活上对卵巢的正确保养也是相当重要的。患者在配合医生治疗的同时，还可以选择食疗法，对保护卵巢功能有一定的益处。

多囊卵巢综合征患者容易卵巢早衰吗？

多囊卵巢综合征是一种最常见的妇科内分泌疾病之一。在临床上以雄激素过高的临床或生化表现、持续无排卵、卵巢多囊改变为特征，常伴有胰岛素抵抗和肥胖。多囊卵巢综合征的诊断标准为：①稀发排卵或无排卵。②高雄激素的临床表现和（或）高雄激素血症。③卵巢多囊样改变，即超声提示一侧或双侧卵巢窦卵泡≥12个，和（或）卵巢体体积≥10mL。④3项中符合2项并排除其他高雄激素病因。

多囊卵巢综合征患者不免会担心，基础窦卵泡数目多，就意味着每个周期消耗的卵泡数目比正常人多，会不会比正常人更容易发生卵巢功能衰退？如果有这样的想法，其实是有点多虑了。

下面我们先来了解一下，什么是卵巢储备功能？卵巢储备功能是指卵巢皮质区卵泡生长发育形成可受精卵母细胞的能力，包括卵巢内存留卵泡的数量和质量，前者反映了女性的生育能力，后者则决定了女性绝经的年龄。若卵巢内存留的可募集卵泡数量减少、卵母细胞质量下降，就会导致生育能力降低或出现过早绝经的倾向，称为卵巢储备功能降低。正常情况下成年女性随着年龄的不断增长，生育能力逐渐下降，这是因为卵巢储备功能随年龄增加不断下降，导致卵泡池中的卵泡不断耗竭、卵泡数目下降。多囊卵巢综合征患者虽然每周期耗竭的卵泡数偏多，但是研究却显示，多囊卵巢综合征患者可能会出现更长的生殖寿命，也就是说，多囊卵巢综合征患者的生育时间可能会更持久。原因是多囊卵巢综合征患者卵巢体积、窦卵泡的数量和其他卵巢储备标记物，如抗缪勒管激素在30岁以后下降水平也明显低于正常妇女，因此多囊卵巢综合征患者在高龄以后可能还保持良好的卵巢储备功能。这也就是说，多囊卵巢综合征患者可能不仅不会比正常女性更容易患卵巢衰竭，反而有可能会比正常女性卵巢功能衰竭的年龄更晚。

什么是卵巢储备功能减退？如何诊断卵巢储备功能减退？

> 　　张蕊，29岁，近几年月经一直不规律，月经经常推迟，月经量也减少了，婚后虽然一直积极备孕，快2年了却一直也没怀孕，去医院检查，医生的诊断是"卵巢储备功能减退"。张蕊夫妇都懵了，这是个什么病？医生解释说，卵巢储备功能减退是指卵巢里储备的卵子不多了，卵巢提前衰老了，结婚后一直不怀孕跟这个病也有关系。张蕊很郁闷，自己还不到30岁，怎么卵巢就已经开始老了？

　　要想弄明白这个病是怎么回事，首先需要了解卵巢储备功能的概念。什么是卵巢储备功能？卵巢储备功能就是指卵巢内存留卵泡的数量和质量，代表女性的生育潜能。而卵巢储备功能减退是指女性月经初潮后至40岁之前出现卵巢内卵母细胞的数量减少和（或）质量下降，继而出现经量减少、排卵障碍、不孕、阴道干涩和性欲淡漠等类似于绝经过渡期的临床表现。

　　如何诊断这个病呢？目前对卵巢储备功能减退的诊断尚没有明确的国际共识，但临床上医生会以一些指标来评估，临床多用的预测卵巢储备功能指标主要有：性腺激素六项，其中 $10\,U/L \leqslant$ 促卵泡素 $\leqslant 40\,U/L$；超声检查卵巢体积正常；月经期经阴道彩超检查提示窦卵泡数减少；抗缪勒管激素水平降低等。若此阶段不干预，数年后可逐渐发展为卵巢早衰。所以说，一旦怀疑为卵巢储备功能减退了，一定要及时治疗，还有生育要求的女性要积极备孕，否则，生育的机会就会变得很渺茫。

 卵巢早衰和卵巢储备功能减退是一回事吗？

　　提起卵巢早衰，很多患者朋友会立刻想到卵巢储备功能减退，那么卵巢早衰和卵巢储备功能减退是一种疾病吗？

　　答案是否定的，但是二者却密切相关。卵巢早衰是指40岁以前卵巢功能衰竭，小卵泡基本耗竭，基本就等同于近绝经期女性的卵巢功能。而卵巢储备功能减退是指 40 岁之前出现卵巢内卵母细胞的数量减少和（或）质量下降，但并非耗竭，但是如果不及时干预，可能很快会发展为卵巢早衰。所以说，二者不是一种疾病，是因为疾病严重程度不完全一样，但是二者又密切相关，是因为卵巢早衰是由卵巢储备功能减退发展而来的，卵巢储备功能减退如果没有有效的干预措施，将会发展为卵巢早衰。除此以外，卵巢储备功能减退进行药物干预后，妊娠的可能性要大于卵巢早衰。

 卵巢早衰患者能获得优质卵子吗？

> 刘强，结婚有 3 年了，看着身边的朋友们一个个都有了孩子，可妻子的肚子一点动静也没有，不禁有点发愁了。到医院检查后才发现，原来爱人得了"卵巢早衰"。看着网上铺天盖地的卵巢早衰对怀孕的影响，甚至说卵巢早衰无法获得优质卵子，不能生育健康宝宝，刘强开始犯愁了，不知该怎么办。那么是否真的如网上所说，卵巢早衰患者无法获得优质卵子呢？想要得到优质卵子的条件有哪些呢？

影响卵子质量的因素有很多，如年龄、卵巢储备功能和生活习惯等。年龄是影响卵子质量的最主要因素。有研究发现，随着年龄的增长，卵巢储备功能下降，卵子质量也随之下降。卵巢早衰提示卵巢功能衰竭，很少有卵子排出，生育的机会很小。随着医学的进步，辅助生育技术的发展帮助越来越多的不孕不育女性生育了宝宝，卵巢早衰也是有生育机会的。卵巢早衰在一定程度上会影响卵子质量，但不代表就没有优质卵子的可能。卵巢早衰的女性因为自然排卵的机会很小，一般都会给予促排卵治疗，或者是辅助生育技术助孕。一般的促排卵或者是辅助生育技术的超促排卵治疗都是通过调整女性激素水平，帮助卵巢内极少量的卵泡发育成熟，增加受孕概率。临床上，有不少卵巢功能早衰的患者通过促排卵或者是辅助生育技术成功受孕的例子。尤其在辅助生育技术中，通过促排卵获取的卵子会根据相关指标，对卵子与胚胎的质量进行评估，从而选取优质的卵子，帮助受孕。

所以，卵巢早衰患者是有机会获得优质卵子的，尤其对于年轻的卵巢早衰患者，相对于年龄较大的卵巢早衰者来说，获取优质卵子的机会更多一些。

 卵巢早衰患者助孕后胚胎质量会差吗？

> 李某，女，32岁，因为结婚晚一直没有生育，在医院就诊后诊断为卵巢早衰。医生告诉她，卵巢早衰患者自然受孕的概率极低，建议助孕治疗。李某除了担心经过助孕仍不能怀孕之外，更多的是担心如果怀孕了会不会因为卵巢功能不好，产生的卵子质量也差，出现质量差的胚胎着床、受孕，甚至会生出有缺陷的孩子。如果想要生育健康的宝宝，日常生活中需要做什么有助于优生？

受精后8周内的人胚称为胚胎，胚胎由受精卵发育而来。如果把胚胎比喻为秧苗的话，受精卵则是一颗种子，子宫内膜就是种子发育的一块土地。想要秧苗长得好，首先需要优质的种子，也就是优质的受精卵。受精卵由精子与卵子结合发育而来，精子和卵子的质量会直接影响到受精卵的质量，所以优质的精子和卵子是形成优质的受精卵的先决条件。卵巢早衰会出现卵子数量和质量严重下降，自然排卵的概率非常小，但是通过促排卵或者是辅助生育技术可以帮助卵巢早衰患者获取卵子。虽然卵子的质量并非像年轻女性一样数量较多且优质，但是还是有机会获得少量优质卵子，优质的卵子与精子结合后，会形成优质的胚胎。在辅助生育技术中，生殖实验室可以评估获取的胚胎质量，选取优质的胚胎移入宫腔，再适当补充激素，帮助胚胎着床，成功妊娠。自然受孕的卵巢早衰患者虽然没办法评估卵子和胚胎的质量，也不必过于担心胚胎质量的问题，因为人类在自然受孕的过程中，本身就存在一个优胜劣汰的自然选择，质量差的卵子不易与精子结合形成受精卵，或者质量差的胚胎不容易着床，即便是成功着床，也会因优胜劣汰发生自然流产。

卵巢早衰患者受孕后容易自然流产吗？

自然流产是指妊娠在 28 周以前，胎儿体重不足 1 000 克而发生（非人为因素）妊娠中断者。自然流产的原因复杂，有染色体异常、内分泌原因、生殖道异常、凝血功能异常、生殖道感染及其他因素。染色体异常包括夫妻染色体异常和胚胎染色体异常因素。免疫因素包括自身免疫功能异常和同种异体免疫功能异常等。男方的精子质量、精子 DNA 的损伤程度等。母体内分泌原因包括黄体功能不全、多囊卵巢综合征等。母体生殖道异常包括子宫畸形、子宫颈机能不全和子宫肌瘤等。生殖道感染包括相关病毒（单纯疱疹病毒、巨细胞病毒等）、细菌性阴道炎、沙眼支原体和解脲支原体等。其他因素主要指不健康的生活方式及环境因素，如吸烟、酗酒、过量饮用咖啡因和环境污染等。

卵巢早衰患者因为卵子数量比较少，质量也可能会下降，加上体内激素水平的异常，受孕后自然流产的风险也比一般年轻女性高。自然受孕的卵巢早衰患者可能会因为卵子质量差、胚胎质量差，优胜劣汰的选择而出现自然流产，或者是孕后黄体功能、子宫腔环境异常，自然流产的风险增加。所以自然受孕的患者需要进行常规保胎治疗及严密监护，让来之不易的妊娠能够继续。在辅助生育技术中，可以在生殖实验室选择优质的胚胎放入宫腔，再补充适当的激素，帮助胚胎在子宫内继续生长。

除此以外，需要提前规避导致自然流产的其他因素。对于备孕的女性来说，提前做好相关检查，包括染色体、内分泌等，出现异常需要提前治疗和干预。准妈妈应该尽量少在新装修的房间里，也尽量少去污染严重的工地、化学实验室和医院的放射科等地方。严重的噪音和震动、高温环境等也可能会导致胚胎受损而造成流产，如果准妈妈工作在高噪声、高震动和高温环境中，应尽早调动工作或请假休息。

卵巢早衰患者受孕后发生胎儿出生缺陷的风险大吗？

每一对准父母都希望能生一个健康聪明的宝宝。但据统计，我国胎儿出生缺陷的总发生率大概在 1.307‰。那么究竟是什么原因导致的胎儿畸形及出生缺陷呢？

胎儿畸形又称胎儿先天畸形，引起原因主要包括遗传、病毒感染、环境、药品、食品等。遗传因素包括高龄产妇、近亲结婚、有胎儿畸形家族史、夫妇患有先天性缺陷者；病毒感染包括妊娠早期发生风疹、流感、水痘、单纯疱疹等病毒感染；环境因素包括辐射、空气污染、工业污染、化妆品污染等。药物因素包括一些抗肿瘤药物、抗生素、抗惊厥药物等；食品因素包括一些受农药污染、含有铅、汞等重金属食品或过量饮酒及咖啡等。除此之外，孕妇的急躁、焦虑、抑郁以及孕早期发生高热均会增加胎儿畸形或出生缺陷的概率。

卵巢早衰患者受孕后胎儿畸形、出生缺陷的风险大吗？其实不用太担心这个问题。卵巢早衰女性相对于健康年轻女性，卵巢功能下降，卵子质量也可能会下降，随之胚胎质量也会受到影响，但就如前面所言，卵巢早衰女性受孕的过程也有优胜劣汰的自然淘汰过程，即在精子和卵子结合的过程中，受精后形成胚胎，已经形成胚胎后着床，发育过程中都存在自然淘汰的选择。也就是说，质量特别差的卵子不容易受精，质量特别差的胚胎不容易着床以及正常发育，一般会在孕早期自然流产，这一点与健康女性是一样的。即便是发育至孕中晚期的胎儿，也可以通过彩超、羊水检查等方式进行筛查，尽可能地筛查出异常的胎儿，防止异常胎儿的出生。如果是通过辅助生育技术助孕，生殖实验室前期就会筛选出较好的胚胎移植入子宫，加上后期的产前筛查及产前诊断，也会最大限度筛除异常的胎儿，避免异常胎儿的出生。

13 卵巢早衰患者能生育健康宝宝吗？助孕前如何做才能优生？

卵巢早衰女性是可以生育健康宝宝的，因为卵巢早衰的女性也可以产生优质的卵子，获得优质的胚胎，只是因为卵巢功能衰竭，成功受孕的机会明显减小。那么在助孕前应该怎么做才能够生出一个健康的宝宝呢？做到优生的一个前提是做好孕前检查，常规项目包括支原体、衣原体、ABO 血型、Rh 血型、弓形体、风疹病毒、巨细胞病毒、单纯疱疹病毒、妇科检查、白带常规、叶酸和微量元素检查等。在治疗上，应对检查结果异常者进行针对性治疗。

除药物治疗外，由于现代人快节奏的生活往往使人体长期处于一种亚健康状态，尤其是对于卵巢早衰的女性，需要注意更多，防止卵巢功能进一步衰竭。除了遵循医生的治疗方案以外，生活上还需要注意以下几个方面：①放松生活节奏，调节情绪。②避免熬夜、生活不规律。③少用含铅化妆品，孕前 3 个月至分娩不能染发、烫发，要穿宽松的纯棉衣裤。④备孕期间要避免住在新装修的房子中，远离强辐射等。⑤饮食方面，适当补充维生素，多进食牛奶、蔬菜、水果等，戒除烟酒等不良嗜好。除此之外，工作紧张、人际关系紧张、婚姻出现问题时，人们往往易出现情绪波动，这些不良情绪会导致内分泌紊乱，影响卵巢排卵，孕后也会产生不良的影响，所以消除不必要的担心，缓解紧张、焦虑的情绪在备孕前同样很重要。

14 卵巢早衰患者需要补钙吗?

骨质疏松症是伴随年龄老化出现的，其以骨量丢失为特征，是骨组织显微结构改变、骨脆性增加、骨折风险频率增高的代谢异常疾病，绝经后的女性发病率较高。卵巢早衰患者由于体内雌激素缺乏，破骨细胞的活性增强，使骨转换加速，骨质吸收大于骨形成，骨量丢失明显加快。加上一般情况下女性峰值骨量低于男性，从而导致卵巢早衰的女性骨质疏松发生率高于常人，骨痛及腰背痛、驼背、易发骨折三大主症的发生率也大大高于常人。钙是维持骨健康的重要营养素和构成骨矿物质的主要成分，提前补钙可以明显降低卵巢早衰女性骨质疏松的发生率。既然补钙那么重要，那么该怎么补钙呢，饮食上又有哪些需要注意呢？补钙有两个途径：食物摄入和钙剂补充。含钙丰富的食物主要有牛奶、豆制品、海产品等。钙剂主要有碳酸钙、柠檬酸钙、乳酸钙、葡萄糖酸钙等。除此之外，还需要有帮助钙在体内被吸收利用的营养素，如维生素 D、镁、维生素 C 等。

15 食补能减轻卵巢早衰引起的更年期症状吗?

首先来了解一下什么是更年期？更年期是女性卵巢功能从旺盛状态逐渐趋于衰退直至完全消失的一个过渡时期，它包括了绝经和绝经前后的一段时间。处于这个时期的女性，会出现一系列的生理和心理上的变化。最常见的症状包括心烦气躁、潮热汗出、失眠多梦、情绪焦虑、抑郁多疑、头晕耳鸣等。更年期女性常被这一系列的不适症状所困扰，影响身心健康。要想安然、顺利渡过这个时期，除了在心理卫生、生活规律、适量运动等方面加以注意，更要对日常的饮食习惯进行合理调整和改善。

卵巢早衰女性会出现一系列类似更年期的症状，只是比更年期患者出现的时间早，部分年轻卵巢早衰女性的更年期症状相对轻一些。那么卵巢早衰女性能不能通过调整饮食来减轻或缓解更年期症状呢？答案是肯定的。

卵巢早衰女性由于卵巢功能退化，体内性激素降低，一些组织器官功能也随之衰退，要延缓这种退化，维持其功能，就需要保证适量蛋白质的摄入。更年期妇女雌激素水平下降，对血脂的调节作用减弱，往往会出现高血脂。由于这一时期的妇女活动量减少，热能消耗降低，糖消耗量减少，食糖过多会增加胰岛负担，易发生糖代谢紊乱，增加患糖尿病的概率以及发生动脉粥样硬化的机会，还可能引起脂肪肝和肥胖，增加心脏的负担。此外，由于体内钙、磷代谢紊乱，容易发生骨质脱钙和骨质疏松，应特别注意补钙。

因此，想要减轻卵巢早衰所导致的更年期症状，需要遵循下面的饮食原则：①粗细搭配，多吃蔬果和薯类，补充维生素和膳食纤维。②增加蛋白质摄入量。③少食油腻食物。④补充微量元素，少盐少糖。⑤拒绝刺激性食物，饮食清淡。同时可以增加摄入富含雌激素的食物，如豆浆、豆腐等豆制品、海鲜类、黑豆、蜂王浆等，都有益于减轻更年期症状。但是，食补仅仅是一定程度上的减轻，而且需要长期坚持才能有效，如果更年期症状严重，影响生活质量，需要去医院找专科医生指导，结合药物治疗效果会更佳。

16 中药能减轻卵巢早衰引起的更年期症状吗？

中医认为卵巢早衰即是由于肾气提前衰退，天癸将竭，进而冲任虚损、阴阳失调，而导致一系列类似更年期症状。《素问·上古天真论篇》中有"七七任脉虚，太冲脉衰少，天癸竭，地道不通，故形坏而无子也"的记载，明确指出了肾与妇女月经、生殖和衰老有密切关系。

　　卵巢早衰患者出现了类似更年期症状，除了食补和激素补充治疗以外，中药能减轻卵巢早衰引起的更年期症状吗？答案是肯定的。

　　卵巢早衰患者由于出现肾阴不足或肾阳虚衰、经脉失于温煦等肾阴肾阳偏衰现象，从而导致脏腑功能失常，故以肾虚为致病之本。临床可分为四种证型：肝肾阴虚型、肾虚肝郁型、心肾不交型、肾阴阳两虚型。

　　若肾阴不足，水不涵木，肝失柔养，肝阴不足，或肝肾阴虚，肝阳上亢，此为肝肾阴虚型。临床表现为：潮热汗出，头晕目眩，腰膝酸软，口燥咽干，月经紊乱，月经先期，月经量时多时少，色鲜红，质稠，失眠多梦，健忘，阴部干涩，溲黄便秘。治以滋养肝肾、育阴潜阳为主，选方杞菊地黄丸加减。

　　若肾阴亏虚，肝血不足，肝失濡养，疏泄失常，肝气失调，导致肾虚肝郁，此为肾虚肝郁型。临床表现为：潮热汗出，腰膝酸软，烦躁易怒，情绪异常，头晕耳鸣，乳房胀痛，月经紊乱，胸闷，喜叹息。治以滋肾养阴、疏肝解郁为主，选方一贯煎加减。

　　肾阴不足，天癸将竭，肾水不能上济于心，心火独亢，热扰心神，神明不安，此为心肾不交型。临床表现为：心悸，心烦不宁，腰膝酸软，多梦易惊，潮热汗出，眩晕耳鸣，失眠健忘，月经紊乱，量少，色鲜红。治以滋阴降火、交通心神为主，选方天王补心丹加减。

　　肾阴亏损，阴损及阳，或肾阳亏虚，阳损及阴，终致肾阴阳俱虚为患，此为肾阴阳两虚型。临床表现为：时而潮热汗出，时而畏寒肢冷，腰酸乏力，头晕耳鸣，浮肿便溏，月经紊乱，月经过少或过多，淋漓不断，或突然暴下如注，经色淡或暗。治以滋阴补肾、调补冲任为主，选方二仙汤合二至丸加减。

　　以上中药，包括针灸、食补等疗法，请在专科医生的指导下使用。

 卵巢早衰患者多久会绝经?

　　绝经是指因卵巢功能衰退出现的月经停止，可分为人工绝经和自然绝经。自然绝经是指卵巢内卵泡生理性耗竭所致的绝经，人工绝经则指两侧卵巢经手术切除或放射线照射等所致的绝经。卵巢早衰引起的月经失调与晚期自然绝经一样，仅 10%～20% 的患者在月经正常来潮间突然出现闭经，大多数患者表现为月经稀发、经期缩短、经量减少而逐渐闭经，以低雌激素及高促性腺激素为特征。患者出现卵巢早衰后，卵巢分泌雌孕激素的能力下降，减轻雌孕激素对下丘脑和垂体的负反馈抑制，促卵泡素分泌增加。同时，因为雌孕激素分泌减少，导致子宫内膜增生减少，且无法转化为分泌期，渐至月经无法来潮。至于卵巢早衰多久会绝经，时间长短因人而异。但是如果有药物干预，同时配合调整生活及食补，可以推迟绝经时间，并减缓卵巢早衰引起的一系列症状。

 卵巢早衰与更年期有什么区别吗？

> 　　小王，女，26 岁，因为婚后 2 年未避孕不孕就诊。小王 16 岁月经初潮，月经稀发，经常是 3 个多月且服用黄体酮才能来一次月经。近 1 年服用黄体酮也没有月经来潮，或者即使来了，月经量非常少，有时会有烘热汗出、阴道干涩的情况，加上婚后一直没有避孕也没有怀孕，遂来院要求系统诊治。彩超提示：子宫内膜呈线状，双侧卵巢体积小，未见明显窦卵泡；内分泌检查示：FSH 58U/L，LH 43U/L，诊断为卵巢早衰。小王问医生，什么是卵巢早衰，卵巢早衰会不会影响生育？医生解释说，卵巢早衰就是卵巢功能就像是更年期的卵巢，生育功能很弱。小王就更不明白了，自己这么年轻，怎么会提前进入更年期了，卵巢早衰就是更年期吗？

　　卵巢早衰与更年期的共同点在于它们在症状方面，都伴随有月经的紊乱、潮热自汗、失眠等一系列更年期、围绝经期身体的改变。它们的不同点在于：①二者出现的年龄不同。卵巢早衰是指 40 岁以前出现卵巢功能衰竭，而更年期女性则是 45 岁以后出现，平均在 47～49 岁，因个体原因会有一定的差异。②二者的性质不同。卵巢早衰属于一种疾病，是病理性的，卵巢早衰的治疗是减缓卵巢衰退的进程，因为这类患者可能还是很年轻的女性，还有生育要求，所以对卵巢早衰患者而言，治疗的目的是阻止卵巢功能进一步恶化，同时改善生活质量。而更年期是女性一生中必须要经历的生理时期，是卵巢功能自然衰竭的过程，不需要针对改善卵巢功能的治疗，治疗上更多的是改善症状，帮助患者平稳地渡过更年期。

19 闭经就是卵巢早衰吗？

> 郭某，女，32岁，体型偏胖，婚后一年一直未孕，月经不规律，稀发，一般2~3个月来潮一次，一直未系统诊治。这次近5个月例假未来，在网上了解到月经超过6个月未来潮诊断为闭经，有可能是卵巢早衰，如果是卵巢早衰，可能就没有生育能力了，就急忙来医院就诊。经过系统检查，彩超提示：双侧卵巢大，双侧卵巢呈多囊样改变；内分泌提示：LH/FSH>3，诊断为多囊卵巢综合征。经医生解释才知道，自己的闭经不是卵巢早衰，而是由多囊卵巢综合征引起的。

卵巢早衰会表现出闭经的症状，那么出现闭经是否就可以确诊为卵巢早衰呢？这当然是不能的，闭经与卵巢早衰是有区别的。

闭经是多种疾病导致的女性体内病理生理变化的外在表现，是一种临床症状，而并非某一疾病。

世界卫生组织（WHO）将闭经归纳为3种类型：

Ⅰ型：无内源性雌激素产生，促卵泡素水平正常或低下，催乳素水平正常，无下丘脑、垂体器质性病变；

Ⅱ型：有内源性雌激素产生，促卵泡素及催乳素水平正常；

Ⅲ型：促卵泡素水平升高，提示卵巢功能衰竭。

按生殖轴病变和功能失调的部位分为下丘脑性闭经、垂体性闭经、卵巢性闭经、子宫性闭经以及下生殖道发育异常性闭经。

（1）下丘脑性闭经：在临床上按病因可分为功能性、基因缺陷或器质性、药物性3大类。

1）功能性闭经：是因各种应激因素抑制下丘脑促性腺激素释放激素（GnRH）分泌引起的闭经，包括精神打击、环境改变、持续剧烈运动、过度节食等。

2）基因缺陷性或器质性闭经：基因缺陷闭经主要为伴有嗅觉障碍的卡尔曼综合征（Kallmann Syndrome）与不伴有嗅觉障碍的特发性低促性腺激素性闭经；器质性闭经包括下丘脑肿瘤，如颅咽管瘤以及炎症、创伤、化疗等。

3）药物性闭经：指长期使用抑制中枢或下丘脑的药物，如抗精神病药物、抗抑郁药物、避孕药等导致的闭经，一般停药后可恢复。

（2）垂体性闭经：是由于垂体病变致使促性腺激素分泌降低而引起的闭经，包括垂体肿瘤、空蝶鞍综合征、先天性垂体病变、希恩综合征（Sheehan Syndrome）等。

（3）卵巢性闭经：是由于卵巢本身原因引起的闭经，分为先天性性腺发育不全、酶缺陷、卵巢抵抗综合征及后天各种原因引起的卵巢功能减退，如卵巢早衰等。

（4）子宫性闭经：分为先天性和获得性两种。先天性子宫性闭经的病因包括抗缪勒管发育异常的先天性无阴道综合征和雄激素不敏感综合征。

获得性子宫性闭经的病因包括感染、创伤导致子宫腔粘连引起的闭经。生殖道发育异常性闭经包括子宫颈闭锁、阴道横隔、阴道闭锁及处女膜闭锁等。此外，还有雄激素水平升高如多囊卵巢综合征等及甲状腺功能异常导致的闭经。

由此可以看出，闭经的病因很多，非常复杂，而卵巢早衰只是其中的病因之一；同时，闭经也只是卵巢早衰的一个症状，二者不能完全画等号，只有连续 6 个月或者自身 3 个月经周期以上的闭经，且促卵泡素＞40U/L、雌二醇水平下降、年龄＜ 40 岁的患者才能诊断为卵巢早衰。

20 卵巢排卵功能异常会引起卵巢早衰吗？

> 刘某，女，24岁，刚结婚，有生育要求，来医院做孕前检查。医生详细询问小刘情况后，得知小刘平时月经推迟，一般周期为40天左右，建议监测卵泡发育，了解卵泡发育情况，因为正常的排卵功能是受孕的必备条件。监测一个周期后，结果提示未见优势卵泡生长，诊断为排卵障碍。小刘很担心，认为卵巢不会排卵，是不是意味着卵巢功能不好，就是网上说的卵巢早衰。医生解释说，不排卵不一定就是卵巢早衰，还需要结合其他相关检查才能明确不排卵的真正原因。

正常的排卵需要完整的下丘脑－垂体－卵巢性腺轴的正常功能，其中任何一个环节的功能失调或器质性病变，都可以造成暂时或长期的卵巢功能障碍，导致排卵功能异常。

卵巢排卵功能异常包括：①世界卫生组织Ⅰ型排卵障碍。病变在下丘脑或垂体，表现为内源性雌激素水平低落，促卵泡素、黄体生成素水平低下。②世界卫生组织Ⅱ型排卵障碍。表现为内源性促卵泡素、黄体生成素水平失调，常见于多囊卵巢综合征患者。③世界卫生组织Ⅲ型排卵障碍。卵巢功能衰竭，表现为促卵泡素、黄体生成素水平升高，雌激素水平低落。

引起排卵功能异常的原因包括：①中枢神经系统性无排卵。②下丘脑性无排卵。③垂体性无排卵。④卵巢性无排卵。⑤多囊卵巢综合征。⑥卵泡黄素化。⑦性腺轴以外的其他内分泌系统如甲状腺、肾上腺皮质功能失调和一些全身性疾病，如重度营养不良可影响卵巢功能而导致排卵障碍。

由上可知，引起排卵异常的病因很多，卵巢早衰只是其中病因之一，所以说，卵巢排卵功能异常并不一定就是卵巢早衰。

21 促排卵治疗会引起卵巢早衰吗?

祝某，女，28 岁，因为婚后 3 年一直未避孕不孕来医院检查。检查结果显示，双侧输卵管阻塞，医生建议做试管助孕。祝某网上搜索了一下，得知做试管需要使用大量的激素药物促使大量的卵泡生长，不免会担心，促排卵治疗会不会引起卵巢损伤，甚至卵巢早衰，因为正常情况下，每个月只有一个卵泡生长，而做一次试管需要 20 多个、甚至更多的卵泡同时生长，这会不会加速卵巢的衰老?

针对卵泡发育不良或者排卵功能障碍的患者，医生往往会建议患者进行促排卵治疗。很多患者会有这样的担心，促排卵治疗会不会引起卵巢早衰呢？要搞懂这个问题，就必须要先了解什么是促排卵治疗。

在正常情况下，一个月经周期内，卵泡会经历始基卵泡、窦前卵泡、窦卵泡、排卵前卵泡、排卵这几个阶段。但是有时因各种原因，卵泡的生长发育并不那么顺利，有的女性可能月经周期内没有卵泡生长、发育或者卵泡发育不良，从而导致没有卵子排出。这个时候就需要使用药物帮助卵泡恢复正常生长、发育、排卵的阶段，这一过程就是促排卵治疗。常用的促排卵药物有氯米芬、来曲唑、尿促性素、促性腺激素释放激素等。虽然这些药物促排卵机制不一样，但是都是通过调整内分泌激素，使原本异常生长的卵泡正常地被募集，选择进入正常的生长发育轨道并成熟。

当然，也有些患者会有顾虑，促排卵治疗是有可能会增加排卵数量，而正常女性每月只排出一个卵子，这样做会不会提前用光所有的卵子，导致卵巢早衰呢？其实这种担心是没必要的，女性总的卵泡数量在出生的时候就确定了，在儿童期多数卵泡会退化。从初潮开始每个月消耗一批卵泡，直到绝经卵泡耗尽，一生排出 400 ～ 500 个卵泡。每个月经周期，卵巢都会招募一批卵泡，其余的卵泡则处在静止期。对体内激素变化敏感的卵泡会先进入生长期，通常情况下，只有一个卵泡最后发育成熟，其余的卵泡就闭锁了。通过促排卵药物，只是让部分本来应该闭锁的卵泡生长，或者是不能自然生长的卵泡生长。因此，促排卵并不会增加每个月卵泡的消耗，所以也不会引起卵巢早衰。

但是促排卵治疗并不是完全没有副作用的。不规范服用促排卵药物会导致育龄女性异常排卵，可能引起多胎妊娠，增加孕妇的流产率和胎儿早产率；未按医嘱服用促排卵药，可能会导致卵巢过度刺激，引起内分泌紊乱。因此，卵巢早衰的患者需要服用促排卵药物来恢复正常排卵，但是在促排卵方案的选择及促排卵药物的使用上，一定要在医生指导下使用，只有这样才能够做到正常排卵与备孕。

22 辅助生育技术会引起或加重卵巢功能损伤吗？

卵巢作为卵子的老巢，是储存卵子和排出卵子的地方，除此之外还是分泌女性激素的器官。其作为具有排卵和内分泌功能的女性器官，对女性性特征发育维持以及生育能力起着至关重要的作用。近年来随着女性社会地位的不断提高，竞争压力日趋严峻，加之生育年龄不断推迟等各种原因导致的卵巢早衰，剥夺了许多女性的生育权利。

自 20 世纪 70 年代人类辅助生育技术（ART）兴起，以体外受精 - 胚胎移植（IVF-ET）为代表的辅助生育技术已成为国内外生殖医学的重要组成部分，它的出现为人类生殖的自我调控开创了新纪元，也给不孕不育患者带来了福音。然而辅助生育技术在运用控制性超促排卵过程中，会通过药物促排卵，增加获取卵子的数量。我们都知道，正常人群的自然周期中，一个月经周期只有一个卵泡长大、成熟并排出卵子，而在辅助生育技术中，为了提高受孕率，需要在药物干预下，在一个月经周期内使更多的卵泡生长，获取更多的卵子。这时，不免有人会担心，辅助生育技术是否会引起卵巢功能损伤或者是加重卵巢早衰呢？

答案当然是否定的。其实，女性每个月经周期虽然只有一个卵泡长大、成熟，并排出卵子，但是，在每个月经周期开始时，都会有一批卵泡同时发育，只是其中的一个卵泡被选择并成为"优势卵泡"后，其他的卵泡因为没有被选择，而萎缩、闭锁，这是一种正常的生理现象。辅助生育技术中的促排卵是通过药物，将那些本该"闭锁"而浪费掉的卵泡重新利用起来，药物促使它们长大、成熟，并将卵子取出，加以利用。所以，促排卵并不会过多消耗"卵子库"里的卵子而引起卵巢功能损伤，或者是加重卵巢早衰。

相反，对于卵巢功能减退或者是卵巢早衰的患者来说，辅助生育技术其实是一种治疗手段。对于卵巢早衰且有生育要求的女性来说，辅助生育技术可以说是一根"救命稻草"，可以充分利用仅存的少数卵子而获得妊娠的希望。当然，也不能盲目乐观，毕竟卵巢功能很差，自体取卵会面临卵子质量差和卵巢反应低下的问题，致使获卵率和优胚率低，即使妊娠，也面临较高的流产率的问题。赠卵技术是目前卵巢早衰患者的另一助孕选择，总之，面对卵巢功能减退或者早衰，应该客观地看待辅助技术，根据自身情况适时合理地做出正确选择。

 使用避孕药会引起卵巢早衰吗？

"激情燃烧的岁月里，难免会有意外发生，紧急避孕快用毓婷……"，当年毓婷的广告词把紧急避孕这个词带入了大众的视野，越来越多的人出于种种原因选择紧急避孕。那么我们先来了解一下什么是紧急避孕呢？

紧急避孕是指在没有采取避孕措施（无防护）或避孕失败（避孕套破裂或滑落、漏服避孕药等）的性生活后，在有效时间内采用的一种避孕的补救措施，包括服药或放置宫内节育器，以此达到预防非意愿妊娠或减少流产的发生。所以紧急避孕又叫事后避孕，也叫应急避孕。其中药物避孕是其中最常用的方法。

此类药物主要是在性生活后 12 小时内服用，最好不要超过 72 个小时，一般来说越早服用效果越好，主要是通过延长或抑制排卵、抑制受精或者防止受精卵着床而起到避孕作用。是药三分毒，每种药物都有其副作用：

（1）早孕样反应：口服避孕药后易出现恶心、呕吐、挑食、食欲减退等，这主要是避孕药中的雌激素刺激了胃黏膜而引起的，但这仅仅是一种暂时性现象，待胃黏膜适应了这种刺激，也就习惯成自然了。反应比较强烈的人，

可服用维生素 B_6 类药物或者食用含维生素 B_6 丰富的食物,如瘦肉、肝、蛋黄等。

（2）月经失调：多数女性服用紧急避孕药后月经能按时来潮，但有人可出现月经失调，表现为月经延迟或推后，主要原因是紧急避孕药物影响排卵情况。

（3）阴道不规则出血：可能为避孕药漏服所致。

（4）其他不良反应：包括短期的乏力、头痛、瞌睡、乳房胀痛等。

总之，服用紧急避孕药是一类短效事后补救方法，对卵巢功能及子宫内膜的影响仅是这一个周期的，不会影响以后的生育能力。目前大量研究证实，毓婷（左炔孕酮）紧急避孕失败后不会明显增加自然流产率，也不会增加子代的畸形发生率，而且紧急避孕药并不增加异位妊娠的发生。但需要强调的是紧急避孕药绝不可作为一种常规的避孕方法来使用，这样会干扰或抑制女性排卵，也不建议 40 岁以上女性使用。因为 40 岁处于围绝经期（妇女绝经前后的一段时期，从 40 岁开始至停经后 12 个月内的时期），女性面临卵巢功能衰退，服药后更易引起月经紊乱或者闭经，从而丧失生育能力。所以，避孕药的选择要慎重，爱自己就要对自己负责。

24 卵巢早衰会影响夫妻生活吗?

衰老是许多人不想发生但却无法阻止的正常生理现象，不管是身体哪个部位或是哪个器官的衰老都会对人体产生不小的影响，那么卵巢也一样，卵巢早衰会降低夫妻双方的性生活质量。

我们都知道"性福"的夫妻关系是维系婚姻的重要因素，和谐的性生活其实不仅有利于夫妻之间感情的培养，还可以帮助女性促进雌激素的分泌，改善血液循环。有报道指出，如果女性性生活次数比较少，引起雌激素分泌减少，卵巢功能也会下降。同样，卵巢早衰在一定程度上也会影响性生活的质量，因为卵巢早衰的患者会出现性腺功能减退，如阴道干涩、性交痛、性欲下降等症状；同时随着卵巢功能的衰退，女性还会出现不同程度的潮热多汗、焦虑抑郁、心烦易怒等更年期症状；加之阴道干涩，润滑不足，不仅会使夫妻性生活受到很大影响，还会造成阴道黏膜破损,很容易引起病毒、细菌感染，诱发阴道炎或加重原有病情，给生活质量、身心健康均带来很大影响。

25 卵巢早衰会引起身体抵抗力下降吗？

门诊上越来越多的年轻女性就诊时抱怨：大夫，为什么我老生病，容易感冒，而且容易疲惫，是不是我的抵抗力下降了呀？

我们先来了解一下什么是抵抗力？所谓抵抗力，指的是在中枢神经系统的控制下，人体的各个系统分工合作，密切配合，保证人体生命活动的正常进行。其中免疫系统是一个非常重要的组成部分，免疫系统的一个主要功能就是防御外界病原微生物和病毒的侵入，预防疾病的发生。实际上这种人体的防御能力就是抵抗力。

作为普通人而言，随着身体的衰老，人体的抵抗力也会随之降低，如果生活不规律，自然会引起抵抗力下降。那么，对于卵巢早衰患者来说，抵抗力是不是也会比正常人群明显下降呢？

卵巢作为女性的"青春动力"，如果功能衰退过早，使人体内激素分泌异常，一些组织器官功能也随之衰退，身体抵御外邪的能力自然也会有所下降。虽然卵巢早衰会导致人体抵抗力的下降，但我们可以通过调整生活习惯、改善生活方式、调整好心态及适度锻炼等，来改善卵巢早衰对身体造成的不良影响。例如：注意及时补充维生素，合理安排作息时间，保证充足睡眠；适度运动；同时要保持积极乐观的心态，学会自我调节、宣泄等；还有就是和谐的夫妻生活；最后别忘了适时留意月经，切莫让卵巢早早"生病"。

26 卵巢早衰会加速衰老吗？

"衰老"一直都是人们的敏感词汇，在古代，皇帝们都痴迷服用"仙丹"，而现代社会也有各式各样称能"延长寿命、恢复青春"的药物，"长生不老"是人类几千年来的愿望。随着近年来医疗技术的不断进步、生活水平的显著提高，人们的平均寿命也越来越长，越来越多的人害怕"容颜早衰"。

卵巢早衰的患者也会担心，卵巢过早衰退是不是意味着身体的衰老也会加速？卵巢是女性内分泌的根源，它的健康与否和女性的衰老进程息息相关。如果卵巢功能下降，女性的内分泌就会出现紊乱，激素的分泌下降，女性将会出现容颜衰老的加速，以及与激素分泌异常相关的症状，如皮肤萎黄、月经紊乱、阴道炎症、性欲冷淡、失眠烦躁等。但是这并不意味着全身其他部位都会衰老加速，例如，我们的心脏功能、肾脏功能、肝脏功能等不会受到太大的影响，更不会影响寿命的长短。

27 卵巢早衰后容易得阴道炎症吗？

成年人的社会没有"容易"二字，每个人都有难"炎"之隐，尤其是对于卵巢早衰的患者来说，这种难"炎"之隐缠绵难愈，让你有苦说不出来。生殖系统炎症就是女性的"难言之隐"之一。

下面我们先来简单了解一下妇科炎症及如何摆脱炎症的困扰。现代都市女性大部分时间都是坐在办公室，活动比较少，在久坐的情况下，盆腔血液循环也就变得不那么顺畅，因此都市女白领成为各种妇科疾病喜欢侵袭的对象，而阴道炎就是困扰很多都市白领的众多妇科疾病中的一种。如果出现了卵巢早衰，被阴道炎症困扰的风险就大了，因为卵巢功能衰退会引起女性阴道局部菌群失衡，抵抗力下降。同时，出现了卵巢早衰之后，各种免疫功能的下降可能会引起身体素质下降，那么就更容易受到各种细菌的滋生和感染之后而产生炎症。当然，每个人的体质有差异，这不意味着每个卵巢早衰患者都会被缠绵难愈的阴道炎症困扰。只要生活中多多注意，也是会摆脱"难言之隐"的困扰的。

那么生活中应该注意哪些呢？

（1）内裤必须当天清洗：许多女性喜欢把内裤和其他衣物混在一起清洗，为了"攒够"衣服开机（洗衣机），经常隔天才清洗衣物。然而内裤上每天至少有上万细菌，还有汗液、尿液、粪便等，内裤清洗工作"等不起"。

温馨提示：内裤清洁工作不能过夜，必须当天进行，而且最好手洗，使用单独的清洗盆，洗后的内裤要放在太阳下暴晒。另外内裤最好选择透气的棉质材料，少穿紧身裤子。

（2）每隔3个月给洗衣机消消毒：特别是在外跟人合租的女性朋友们可要注意，即使内裤不机洗，其他衣物与多人同洗也比较危险，洗衣机的消毒工作可不能懒。最好每隔3个月用专用清洁剂清洗一次洗衣机，滚筒里凹凸不平的小洞洞用刷子刷一下，过滤槽要经常清理。平时洗衣机使用完经常打开盖子，保持干燥，衣服清洗过后立即晾晒，不要闷在洗衣机内。

（3）清水是最好的私处"洗剂"：各种洗液、洗剂并非万能，专家反复强调，私处有其独特的菌群平衡环境，过多使用洗液清洗阴道，反而会破坏菌群平衡，导致私处的免疫力下降。所以清洗阴部最好用清水，有妇科炎症者则在医生指导下治疗。

（4）少熬夜，多运动：提高免疫力，是应对一切疾病的关键。所以，无论工作多忙，女性朋友们都要劳逸结合，坚持一周3～4次的运动，保持心情愉快。

（5）别滥用抗生素：有性生活史的女性朋友即使未婚，也要注意每年至少做一次的妇科检查。同时要洁身自爱，多个性伴侣会增加阴道炎、性病、子宫颈癌的发病率。

另外，抗生素的使用必须听从医生指导，不能大病、小病都依赖抗生素，必要时在医师指导下使用。

 放疗、化疗或卵巢肿瘤患者能冻存组织保存生育能力吗？

王某，33岁，在体检时发现了乳腺癌，需要尽快手术和化疗，因为刚结婚，还没有孩子，还有生育要求，不知该怎么办。

这样的女性群体还是挺多的，癌症的年轻患者发病率逐年增加，尤其是女性患者一方面需要坚强去面对癌症的巨大打击，同时还要考虑病情控制后的生育问题，因为癌症的治疗方案有可能会对卵巢功能造成不可逆的损伤，使女性失去生育的功能。其实，也不必过于绝望，随着生殖医学的发展，这部分人群还有生育力保存的一些方法可供选择。这里我们先来普及一下生育力保存相关的一些基本知识。

生育力是指女性每个排卵周期妊娠的可能性，由于生育年龄后推、不良的生活方式、不良的生育行为、精神压力大等因素，女性生育力也在呈下降趋势。而生育问题已成为全世界面临的主要医学问题和社会问题之一。由此，生育力保护和保存也渐被关注。保护生育力首先要避免可能会损伤生育力因素的影响，要养成良好的生活工作习惯，比如劳逸结合，戒烟酒、不熬夜，合理饮食，尽可能避免接触有毒或者放射性物质，不可避免时要做好严格防护；其次，养成良好的卫生习惯，避免感染有可能损伤生育力的传染性疾病；再者，采取正确的避孕措施，避免反复流产。总之，健康人群需要在日常生活中注意生育力的保护。对于特殊人群而言，生育力保存尤为重要，一旦错过，可能就永久失去生育机会了。特殊人群都包括哪些人呢？

（1）卵巢功能早衰患者：有一部分基因异常或者是染色体异常的患者，可能出现卵巢功能早衰，这部分人群需要考虑提前保存生育力。

（2）癌症患者：随着医学进步、癌症的早期诊断及治疗方案的改进，癌症的治愈率及生存率也得到明显提高，尤其是对于儿童、年轻女性癌症患者，但是癌症的治疗会对患者生育力产生严重影响，如化疗，卵巢功能损害是化疗的一个严重而长期的并发症，不育和卵巢早衰影响了年轻女性患者的生活质量。化疗导致卵巢功能的损害可能与神经酰胺和鞘氨醇磷酸介导的卵母细胞凋亡有关，卵巢组织对某些化疗药物相当敏感，遭受化疗的损害后可出现卵泡减少、消失甚至卵巢组织纤维化等改变。卵巢中原始卵泡在胚胎时期就已经固定而不再生，化疗所造成的损伤是不可逆的。所以癌症患者在接受化疗以前，可以考虑治疗前采取保存生育力的措施。

（3）自身免疫性或血液系统疾病的患者：某些自身免疫性或血液系统疾病的患者接受大剂量化疗或放疗后，有卵巢功能衰竭的风险，可考虑保存其生育力。

（4）妇科手术患者：妇科手术患者术后也可能出现卵巢功能衰竭。比如严重的卵巢子宫内膜异位症，手术有可能会影响卵巢功能，可以考虑术前保存生育力。

生育力的保护、保存已成为可能，那么具体有哪些方法呢？

（1）妇科手术：主要是指保留生育功能的手术，如早期子宫颈癌，卵巢肿瘤等可以依据具体肿瘤的性质及分期，选择可以保留生育功能的手术方式。另外，可以选择卵巢移位术，这种手术主要适用于行盆腔放疗的年轻癌症患者。具体的做法就是在盆腔放疗前，对卵巢动静脉进行解剖分离，将卵巢移位至照射野以外部位，以避免放疗对卵巢功能的影响。

（2）药物：在接受化疗前接受药物预处理可缓解化疗药物对卵巢功能的毒副作用。

（3）辅助生育技术：主要包括胚胎冷冻、冻卵、卵巢组织冷冻等方式，可以根据患者的具体情况，选择合适的方式。

虽然有种种生育力保存方法，但是部分方式不是很完美，还有许多不成熟的地方，仍需要在专科医生的指导下慎重选择。

对卵巢肿瘤患者如何保存生育能力呢？卵巢肿瘤是妇科常见肿瘤之一，其种类繁多，组织结构复杂，上皮性卵巢肿瘤有良性、恶性、交界性之分。目前无法预防卵巢肿瘤的发生，但早期发现，及时处理，对防止其生长、恶变、并发症及保留卵巢功能具有重要意义。

当明确为卵巢良性肿瘤，对于年轻未婚或未育患者尽可能行保留生育功能的手术。对于 40 岁以上未绝经妇女，亦应保留部分卵巢组织，防止手术后产生绝经期症状。有报道称，只要留下 1.5 cm 的卵巢组织，就能获得怀孕机会及发挥正常的卵巢功能。在进行良性肿瘤剔除术时，尽可能保留正常卵巢组织，保持其功能。

卵巢上皮性交界性肿瘤约占卵巢上皮性肿瘤的 10% ～ 20%。卵巢上皮性交界性肿瘤的治疗主要为手术。由于卵巢交界瘤好发于年轻妇女，希望能保留生育功能及卵巢内分泌功能，目前多数学者主张肿瘤局限于一侧卵巢的年轻妇女宜行保守性手术。

目前卵巢肿瘤保护卵巢或生育功能的方法有：①卵子及胚胎冷冻保存。胚胎冻存是目前常用的、成熟的保存生育功能的方法之一，但该技术不适用于儿童、没有伴侣的育龄妇女及已经开始化疗或恶性度高的肿瘤患者。②卵巢组织的冻存与移植。在肿瘤患者化疗前冷冻其卵巢组织，待患者恢复健康，再将卵巢组织移植回去。

也就是说，放疗、化疗或卵巢肿瘤患者除了积极治疗原发病外，还可以通过冻存组织来保存生育能力。

选择正确的治疗方法

 卵巢早衰该怎么办？有哪些防治方法？

> 郑某，女，30 岁，因为相差两岁的姐姐被诊断为卵巢早衰而来医院要求咨询。她很担心，自己会不会也出现卵巢早衰，要求系统检查。经检查，彩超提示双侧卵巢大小正常，排卵功能正常，内分泌检查结果均在正常范围，她的卵巢功能很正常。但是她仍然很担心，担心在未来的几年内会跟姐姐一样出现卵巢早衰，想知道自己如何做才有可能预防卵巢早衰的发生。

卵巢是"女性的后花园"，掌管着女性的容颜和生命力，其功能过早衰退会让女性提前进入更年期,生育能力下降。那么如何来防止我们的后花园"杂草丛生"呢？

（1）常用的预防方法有：

☺ 平时经常食用富含植物性雌激素的食品，如大豆、白扁豆、谷类、小麦、黑米、葵瓜子、洋葱等。用大豆、红豆、黑豆天天打豆浆喝，是格外安全的补充植物性雌激素的方式，应长期坚持。

☺ 选择鲜奶或更年期专用奶粉，来防范因卵巢功能下降引起的骨质疏松。

☺ 戒烟戒酒，不吸二手烟。

☺ 不宜经常熬夜。在肩负着巨大压力的同时，要学会劳逸结合，放松身心。加强体育锻炼，瑜伽、游泳及健走是释放身心压力、保养卵巢、增加骨密度的重要方式。

☺ 减少摄入盐类、酒精和咖啡，降低骨质疏松的可能性。

☺ 每天按最大摄入量的一半补充维生素 E。研究表明维生素 E 不但具有增强卵巢功能的作用，还具有抗细胞氧化、防细胞脂质过氧化的作用，最终达到抗衰老的效果。

☺ 保持每周一到两次的和谐夫妻生活，能够使女性拥有一个很好的内分泌环境，有利于卵巢健康。

☺ 治疗卵巢早衰的关键是早发现、早治疗。所以，作为女性要了解卵巢早衰的表现和危害，一旦发现自己月经量减少或突然停经，要及时去看医生，切不可拖延，错过治疗的最佳时机。

（2）干预方法：

1）生活干预：养成良好的生活方式，作息规律，避免熬夜，规律运动，戒烟，避免生殖毒性物质的接触，积极治疗腮腺炎等感染疾病等。规范饮食结构，多食用富含维生素和不饱和脂肪酸的食物。缓解心理压力，调整心态，保持积极乐观的生活态度。

2）生育咨询：对于有早绝经家族史或携带相关遗传变异，或有卵巢功能损害者，建议尽早生育或者适时进行生育力的保存。

3）药物治疗：激素补充包括单纯雌激素，雌激素、孕激素结合。该法起效快，通过外源性的激素补充使患者的月经恢复，绝经期症状得到改善，但是增加了子宫内膜增生、乳腺癌、子宫内膜癌、中风等疾病发生的风险。对于无生育要求的患者，应严格把握激素使用的时机，对于无子宫者可单用雌激素，对于有子宫者应添加孕激素，维持月经至自然绝经年龄。

4）辅助生育技术：辅助生育技术包括自体取卵，或赠卵体外人工授精 - 胚胎移植，异体卵巢移植技术。卵巢对促排卵的药物发生适度的反应可以确保获得优质的卵子以及胚胎，而自体取卵的卵巢储备功能减退患者，面临卵子质量差和卵巢反应低下的问题，致使获卵率和优胚率低，即使妊娠，也将会面临较高的流产率问题。因此，在体外受精－胚胎移植之前应用改善卵巢功能的药物进行预处理具有重要的意义。

5）免疫抑制剂治疗：临床上对于有免疫系统疾病或卵巢自身抗体阳性者，应用糖皮质激素如地塞米松或泼尼松，抗心磷脂抗体阳性者用阿司匹林。有临床报道该疗法可以改善卵巢功能和提高妊娠率，但长期应用不良反应大，疗效尚不确切。

 如何运用中药治疗卵巢早衰？

辨证论治是中医治疗疾病的核心。大多数医家认为本病的基本病机为肾虚，肾虚又有肾精虚、肾气虚、肾阴虚和肾阳虚；阴虚又易累及心肝，阳虚易累及脾土，久病日久又可化生瘀血、痰浊等。

卵巢早衰属中医"闭经""血枯""不孕"范畴，与先天之本肾、后天之本脾胃密切相关。在中医四大经典之一的《黄帝内经》中就有这样的记载："五七阳明脉衰，面始焦，发始堕；六七三阳脉衰于上，面皆焦，发始白；七七任脉虚，太冲脉衰少，天癸竭，地道不通，故形坏而无子也。"描述了正常女性从五七到七七之年，脾胃和肾气的衰退、天癸的枯竭以及任冲二脉的虚衰所导致的生理性闭经及胞宫衰竭。肾为天癸之源、冲任之本，主生殖，系胞胎，肾中所藏之阴阳精气是女性生殖繁育的前提、动力，肾气虚衰，天癸生化乏源，冲任亏虚，精血生成不足而致胞宫空虚，无血可下。肾气衰弱造成气不生精，会导致形坏而无子。

我们常用的中医治法有：补肾填精调冲任法，补肾清心（补肾中药中加入清心药以助调理月经，能够获得促进卵泡生长、恢复正常排卵的作用）法，补肾疏肝（补肾疏肝法可以改善其临床症状，并能调节体内性激素水平）法，补肾健脾活血（改善患者卵巢子宫局部血液供应，具有类激素样双向调节作用，有利于卵巢储备功能的恢复）法。顺应月经周期，分期辨证论治，如何选药组方，请在专科医生的指导下使用。也可以辨证选用中成药。

总之，中药治疗卵巢早衰可以改善临床症状，减缓卵巢功能衰减进程，提高患者生活质量。必要时可以联合西药，以获得更快更好的效果。

针灸能治疗卵巢早衰吗？

传统针灸疗法治疗卵巢早衰疗效还是肯定的。

在中医理论指导下对卵巢早衰患者施以针灸，可以对患者多系统、多环节、多靶点地调节，提高卵巢对促性腺激素的反应性。该疗法无明显不良反应，安全性好。针灸治疗卵巢早衰，是通过经络系统发挥人体调节的效应，激发经气，起到补肾疏肝的作用，纠正气血阴阳失调，来改善卵巢功能，从而达到治疗的效果。

经络满布周身，深络器官，浅行体表，经气维持机体各部相对稳定。冲任督带等经脉上联十二经，下联胞宫，与月经关系密切。针灸通过刺激穴位作用于经脉，激发脏腑功能，达到双重调节的目的。头部常取神庭（双）、本神（双）、百会，腹部取肓俞（双）、阴交、关元，下肢取足三里（双）、三阴交（双）、太溪（双）、太冲（双），腰骶取上髎（双）、肾俞（双）。也可以压内分泌、皮质下、神门、肝心脾肾等耳穴辅助治疗。百会、神庭、本神都位于头部，都具有调节情志和睡眠的作用。中脘健脾和胃，温中化湿，清热宁神，为保健穴之一，有健脾益胃、培补后天的功效。天枢和胃通肠，健脾理气调经。归来疏肝理气，调经止带。气海、关元是元气的生发地，为强壮保健的要穴，气海益气助阳，调经固精，培元固本。关元培元固脱，清利湿热，为任脉、足三阴经交会穴，主治生殖系统病症。大赫养精益肾。足三里健脾益胃，扶正培元，是保健穴之一，为强壮保健要穴。三阴交为足太阴、厥阴、少阴三条经脉的交会穴，健脾和胃，补益肝肾，调经止带，对脾肝肾三经病变以及多种生殖系统疾病具有治疗作用，是保养阴血的关键穴位。三阴交配合血海可以调经止带，配合气海、关元可以补肾固精，配合神门、内关可以养心安神、滋阴降火。对于卵巢储备功能下降的患者有补肾填精，滋养肾水的作用。肾气盛，精血旺，卵巢功能自然可以获得改善。

 耳穴压丸法能治疗卵巢早衰吗？

卵巢就是妈妈体内的一座"小小花园"。在妈妈小的时候里面藏着有许许多多个"种子"，伴随着妈妈长大，"种子"也慢慢长大，"种子"靠什么长大呢？"花园"良好的气候和空气质量——即卵巢分泌的雌激素和孕激素，如果没有良好的气候和空气质量，"种子"是无法茁壮成长的。所以"花园"健康才能保证"种子"质量好。近年来，卵巢早衰现象越来越多，也成为女性不孕的主要原因之一，目前，尚无满意疗法。

我们先来简单介绍一下，什么是耳穴压丸法？

中医认为，人的五脏六腑均可以在耳朵上找到相应的位置，当人体有病时，往往会在耳郭上的相关感应区出现反应，刺激这些相应的反应点及穴位，可起到防病治病的作用。这些反应点及穴位就是耳穴。耳穴压丸法是在耳针疗法的基础上发展起来的一种保健方法。具体操作是将表面光滑近以圆球状或椭圆状的中药王不留行籽，或专用磁珠等，贴于0.6cm×0.6cm左右的小块胶布中央，然后对准耳穴贴紧并稍加压力，使患者耳朵感到酸麻胀或发热。贴后嘱患者每天自行按压数次，每次1～2分钟，每次贴压后保持3～7天。特别注意：①贴压耳穴应注意防水，以免脱落。②夏天易出汗，贴压耳穴不宜过多，时间不宜过长，以防胶布潮湿或皮肤感染。③如对胶布过敏者，可用黏合纸代之。④耳郭皮肤有炎症或冻伤者不宜采用。⑤对过度饥饿、疲劳、精神高度紧张、年老体弱、孕妇按压宜轻，急性疼痛性病症宜重手法强刺激，习惯性流产者慎用。

小小的耳朵也是全身经络汇集之处，耳穴的分布如一个倒置的人体，刺激耳部一些特定的穴位可以调理肾的生理机能和气血的运行，调节下丘脑－垂体－卵巢轴功能。一般认为，卵巢早衰与肾虚有关，故首选肾穴，相应部位取穴原则，选择肝、子宫及卵巢穴，也可辨证选穴；由于卵巢早衰与内分泌失调密切相关，故选内分泌、下丘脑穴、生殖器，皮质下为调节大脑皮质功能的要穴，可缓解卵巢早衰患者自主神经功能紊乱所引起的一些临床不适症状。总之，耳穴压丸可以作为治疗卵巢早衰的辅助疗法在临床使用。

精油或按摩能治疗卵巢早衰吗?

利用精油和按摩配合远红外线的治疗，可改善卵巢功能失调引起的各种皮肤问题，达到驻颜美容的目的。精油按摩"保养卵巢"是否真的有如此"奇效"？

不知从何时起，美容院纷纷推出一个新项目——卵巢保养，并美其名曰"让女人更像女人""世界美容新潮流"等。美容院宣称，通过精油按摩、热磁疗等方式"保养"，就能治疗经期不适，甚至预防卵巢早衰。精油按摩、热磁疗等方法真的能达到这么神奇的效果吗？我们的回答是"不可能"。其理由有以下几种：

☺ 缺乏科学依据。目前没有任何研究资料证明，通过这些方式能够达到保养卵巢、预防卵巢早衰的作用。这种宣传会误导女性朋友！不管是月经突然不规律，还是乳房有肿块，都应尽早去医院查找原因，否则很可能延误病情。

☺ 精油按摩，根本按摩不到卵巢部位。按摩确实能起到一定的活血、通经络的作用，对血瘀引起的月经不正常或盆腔炎有点效果，但要说能对卵巢功能有什么治疗效果或影响，那是不明显的，因为精油根本无法到达卵巢。从生理结构上看，卵巢离皮肤表面较远，它位于盆腔内，前面有膀胱。而精油按摩仅能改善皮肤表面或皮下的血运情况，不管怎么按摩都无法对卵巢起作用，更无法改善卵巢功能。

☺ 混淆"卵巢早衰"的概念。目前一些美容院故意混淆"卵巢早衰"与月经失调的概念，引起月经不正常的原因很多，并非只有卵巢功能下降这一种。

从医学上讲，卵巢早衰指的是女性在40岁之前就停经，进入了更年期。卵巢是个非常敏感的器官，因此作为女性，我们要呵护好自己的卵巢。它的健康与你的生活习惯关系密切。

（1）要戒烟限酒：有研究显示，吸烟、过量饮酒会对卵巢功能产生影响，吸二手烟的效果也一样。

（2）要少熬夜："黑白颠倒"的生活习惯会使生物钟发生紊乱，神经内分泌系统功能失调，激素分泌不平衡，不仅会对卵巢功能产生影响，还会增加患子宫肌瘤、子宫内膜癌的风险。

（3）要科学减肥：很多女性朋友为了追求"骨感美"，饮食限制过于严格，导致营养不良，内分泌紊乱，引发卵巢萎缩，卵巢功能减退；女性朋友可适当多吃鱼虾；还有就是避免久坐不动，建议女性每天至少活动30分钟以上。

（4）每年至少一次的妇科检查：因为卵巢早衰并非毫无征兆。一旦发现自己月经量减少或突然停经，就应及时去看医生。建议女性朋友每年至少体检一次身体，及时发现，及时治疗。

当我们的卵巢"生病"时，一定要尽早到正规医院明确诊断，积极治疗，不要过度迷恋美容院及保健用品，要科学地呵护卵巢，保护我们的小花园！

 卵巢早衰患者如何进行激素补充治疗？

激素补充治疗是治疗卵巢早衰的首选疗法，但是，什么时候开始补充激素呢？如何补充激素呢？对于激素补充治疗的时间，一般主张从卵巢早衰确诊开始使用，对年轻的卵巢早衰患者，如存在生殖器官开始萎缩、第二性征发育退缩，应尽早使用激素补充，以促进生殖器官的生长、第二性征的发育和月经来潮。不孕患者进行雌激素治疗不仅可以促进子宫发育，还可以通过对促卵泡素、黄体生成激素的负反馈抑制、消除循环中高水平的促卵泡素对卵泡无排卵消耗过程的促进作用和对卵泡促卵泡素自身受体的降调节，起到保护残留卵泡的作用。

从激素治疗用药时限来说，没有必要对激素补充持续时间进行限制，只要受益大于危险，即可继续给予激素补充，推荐激素补充应至少用至正常绝经年龄，之后按照正常年龄绝经妇女对待。其具体治疗方案有以下几种：

♡ 对于年轻的卵巢早衰患者，建议采用来月经的方案。这种用药方式是模拟月经生理周期，在用雌激素的基础上，每月加用孕激素 10 ～ 14 天；按雌激素的应用时间又分为周期序贯和连续序贯，前者每周期停用雌激素 2 ～ 7 天，后者连续应用雌激素。

☼ 要针对患者的情况，选择最适合的剂型。对肝功能有轻度异常或存在血栓高危因素的患者，可以考虑用贴剂或者凝胶。如红斑狼疮具有一定的血栓形成风险，经皮吸收的雌激素具有较高的安全性。孕激素宜采用天然或接近天然的制剂。

☼ 对于青春期前出现卵巢早衰的患者，由于患者骨骺尚未愈合，有增长身高的要求，可以给予小剂量雌激素。对于青春期已发育完全的卵巢早衰患者，雌激素剂量应较正常年龄绝经妇女稍大。

虽然前面介绍了这么多关于激素补充治疗卵巢早衰的知识，但是具体使用时，仍需要在专业医生的指导下进行，千万不能自作主张，擅自使用。

 激素补充治疗可以用于所有卵巢早衰患者吗?

> 孙某，女，25 岁，因为月经稀发、量少，甚至闭经而来医院就诊。经过全面的检查后，诊断为卵巢早衰。医生向孙某解释说，卵巢早衰就是指卵巢过早出现功能衰竭，不能分泌正常女性所需的激素，建议长期激素补充治疗，缓解因为激素减少而引起的各种症状。孙某不知所措，网上说激素药有很多副作用，长期使用可能会对身体造成伤害，甚至引起癌症。孙某很想知道，自己是否适合激素补充治疗，如果使用是否有效，自己才 25 岁，按照医生的建议，可能需要补充 20 多年，长期这样使用激素会不会引起网上所说的那些疾病，甚至癌症。

激素补充的治疗方法并非适用于所有卵巢早衰女性，以下几种情况就属于绝对禁忌，如：已知或可疑妊娠；原因不明的阴道出血；已知或可疑患有乳腺癌；已知或可疑患有性激素依赖性恶性肿瘤；患有活动性静脉或动脉血栓栓塞性疾病（最近 6 个月内）；严重的肝、肾功能障碍；血卟啉症、耳硬化症；已知患有脑膜瘤（禁用孕激素）。在决定激素补充前需要详细了解患者病史，并进行相关检查，排除上述情况后方可考虑激素补充。

还有一部分人群并非禁忌，属于慎用人群，也就是说是可以应用激素补充治疗，但是在应用之前和应用过程中，应该咨询相应专业的医师，共同确定应用激素补充治疗的时机和方式，同时采取比常规随诊更为严密的措施，监测病情的进展。包括子宫肌瘤、子宫内膜异位症、子宫内膜增生史、尚未控制的糖尿病及严重的高血压、有血栓形成倾向、胆囊疾病、癫痫、偏头痛、哮喘、高催乳素血症、系统性红斑狼疮、乳腺良性疾病、乳腺癌家族史。

 卵巢早衰患者采用激素补充治疗的效果如何？

卵巢早衰激素补充治疗过程中的评估可以从有效性和安全性两方面来说。

（1）有效性：卵巢早衰患者在接受激素补充治疗后，与低雌激素相关的症状如潮热、出汗、性生活困难等会有缓解，失眠、抑郁、急躁等精神状态也有所改善，还可以缓解肌肉关节疼痛，预防骨量减少和骨质疏松的发生。一般在治疗 4 ～ 8 周时了解患者低雌激素相关症状缓解的程度，有无乳房胀痛或者不规则阴道出血。根据患者的情况调整用药剂量或者用药途径。若无异常可半年至 1 年随访 1 次。

（2）安全性：一般在激素补充 1 年时进行全面的评估，包括体重、血压、血脂、肝功能肾功能、心电图、乳房超声或钼靶 X 线检查、盆腔超声、阴道细胞学检查等，根据评估情况决定疗程长短，并决定是否继续应用。长期激素替代治疗的患者需要每年评估 1 次。尽早应用激素补充治疗，不仅能缓解患者因雌激素减少引起的血管舒缩不稳定症状、自主神经功能紊乱，还可有效地改善内外生殖器官和乳房萎缩情况，防止更早出现的骨流失所致骨质疏松及因血脂代谢紊乱引起的心血管疾患，同时也可为偶然的排卵甚至妊娠的可能性做好相应的准备。

辅助生育技术有哪些方式可以帮助卵巢早衰患者解决生育问题？

赵某，女，34岁，已婚，3年未受孕，1年前被诊断出卵巢早衰。经过多方咨询，赵某夫妇想通过辅助生育技术获得宝宝，但对辅助生育技术了解较少，担心自己卵泡质量太差，不能获取优质卵泡，影响胚胎发育，害怕生出的宝宝体质不健康。赵某很想知道，哪些辅助生育技术适用于卵巢早衰以及辅助生育技术是否对自身和胎儿有危害？

辅助生育技术帮助卵巢早衰患者解决生育问题的方式包括体外受精－胚胎移植和赠卵技术。

◎ 体外受精－胚胎移植是将母体取出的卵子，置于培养皿中，使精卵在体外受精，并发育成前期胚胎后移植回母体子宫内，经妊娠后分娩婴儿。由于胚胎最初3～5天是在试管内发育，故又称为试管婴儿技术。这种方法适合于经过激素药物刺激，能生长卵泡，穿刺并能获取卵子的卵巢早衰的患者。

◎ 赠卵技术是体外受精－胚胎移植技术的一种衍生技术，对于那些子宫正常但无法自行排卵，或者是经过激素药物刺激也无法获取可利用卵子的卵巢早衰患者，通过赠卵，借助体外受精－胚胎移植技术可以使她们怀孕。赠卵技术的出现和发展为一部分本无生育希望的不孕患者带来了福音，现在已越来越多地用于卵巢早衰患者。

10 基因治疗的方法能治疗卵巢早衰吗？

基因治疗是一种新的治疗方法，适用于基因异常引起的卵巢早衰。基因治疗是指将正常的基因导入人体内某种细胞中，并使其表达所需的蛋白质，从而治疗遗传性或获得性疾病。相关基因的发现为临床基因治疗卵巢早衰提供了依据。基因治疗是一种新技术，但仍处于动物试验阶段。目前基因的监测费用高，运用到临床仍需要大量的实验研究和临床研究，研制出基因调控药物，有望从根本上解决卵巢早衰的问题。

干细胞能治疗卵巢早衰吗？

目前，全世界约有 1% 的育龄期女性发生卵巢早衰，这一问题已成为女性不孕的重要原因之一。干细胞移植是近年来的研究热点之一，成为治疗卵巢早衰的新方法。干细胞是一类早期未分化细胞，具有自我更新、自我复制、无限增殖及多向分化潜能等特点，从来源角度可分为成体干细胞和胚胎干细胞。干细胞的治疗作用主要分为：①对免疫损伤型卵巢的修复作用。②对化学损伤型卵巢的修复作用。③对放、化疗损伤型卵巢的修复作用。干细胞疗法有望安全地治疗卵巢早衰，这为部分不孕患者带来了新的希望，但这一疗法的临床推广运用，还有很多工作要做，尚需较长时间。

12 手术可以治疗卵巢早衰吗？

卵巢是女性生育的一个很重要的器官，也是女性比较有代表性的一个器官。卵巢的健康状况直接关系到女性的生育。现在很多女性患有卵巢早衰，由于卵巢功能受到了损害，患者的卵子不能正常排出，因此出现了不孕及类似更年期的症状。

现在治疗卵巢早衰的方法有很多，部分女性可以选择手术治疗。比如对于因卵巢血管因素导致卵巢营养缺失而发生的卵巢早衰者，如能早期诊断，可以在卵巢功能丧失殆尽前尽早行血管搭桥手术，如将卵巢动脉与肠系膜下动脉后或肾动脉等吻合，恢复卵巢血管供应，使卵巢再现生机。但是这一方法效果有限，仅适用于部分人群。

13 中药膏方能治疗卵巢早衰吗？

中医药对卵巢早衰的治疗效果还是被认可的，但是不少患者提出中药口感太差，而且熬制、携带不太方便，有没有更好的方式代替中药呢？

我们知道，卵巢早衰以肾精、气血亏虚为本，累及肝、脾、心，治疗主张滋肾补肾、大补精血为主，辅以调肝健脾、气血同治。中药有多系统、多环节、多靶点的整体调节作用，中药本身不是激素，但具有明显的内分泌调节能力，特别是能提高卵巢对性腺激素的反应性，进而恢复和改善卵巢功能。

膏方，又叫膏剂，以其剂型为名，属于中医里丸、散、膏、丹、酒、露、汤、锭八种剂型之一。膏方可以较好地解决中药口感差、熬制和携带不方便等问题。膏方一般由 20 味左右的中药组成，是在中医理论指导下，针对不同个体，辨证、辨体质结合卵巢早衰的基本病机，选药组方而成，再经浓煎后掺入某些辅料而制成的一种稠厚状半流质或冻状剂型。膏方的优点是药味较多，可以针对每个人的情况进行调理，口感好，服用和携带方便，非常适合卵巢早衰患者。

 防治卵巢早衰常用的膏方有哪些?

卵巢早衰严重影响女性身心健康，中医学将卵巢早衰归属于"血枯""血隔""闭经""经水早断"等范畴，在预防及治疗卵巢早衰方面积累了丰富的经验。膏方具有多层面、多系统及多靶点调节作用，可显著调节患者卵巢内的激素水平，促进卵巢组织血液循环，改善卵巢功能。医生根据患者自身病情及体质特点，辨证处方，开具的膏方对防治卵巢早衰往往有不错的疗效。现将防治卵巢早衰常用的膏方介绍如下，供大家参考。

膏方 1　药物组成：熟地黄 250 g，山茱萸 100 g，山药 150 g，枸杞子 120 g，菟丝子 120 g，女贞子 90 g，墨旱莲 90 g，何首乌 120 g，当归 90 g，桑葚 100 g，续断 100 g，川牛膝 120 g，丹参 150 g，益母草 100 g，桃仁 100 g，茯苓 100 g，牡丹皮 100 g，肉苁蓉 120 g，阿胶 120 g，蜂蜜 150 g，龟板胶 120 g。

以上中药加工为膏方，服用方法：每日 20 mL，餐后 0.5 ~ 2 小时温水冲服。经期停止服药，28 天为 1 个疗程。本方适用于肾虚血瘀型患者，症见：40 岁或以前断经，月经稀少渐至闭经，或忽然停经；伴有腰腿酸软，头晕耳鸣，少腹刺痛，疼痛夜晚加重；舌淡黯，苔薄，有瘀点，脉沉涩。

膏方 2　药物组成：生地黄 270 g，熟地黄 270 g，当归 180 g，赤芍 90 g，炒白芍 180 g，紫河车 90 g，炒菟丝子 270 g，制首乌 90 g，龙眼肉

90 g，生百合 90 g，酒蒸黄精 180 g，枸杞子 180 g，女贞子 180 g，桑葚 180 g，酒蒸山茱萸 180 g，丹参 180 g，牡丹皮 90 g，炒茺蔚子 180 g，川芎 90 g，陈皮 90 g，炒白术 270 g，太子参 180 g，炒山药 270 g，茯苓 180 g，炒薏苡仁 270 g，醋香附 180 g，木香 90 g，佛手 90 g，醋柴胡 90 g，炒山楂 180 g，炒麦芽 180 g，阿胶 180 g，蜂蜜 180 g，龟板胶 90 g，合欢皮 250 g，首乌藤 250 g。

以上中药加工为膏方，服用方法：每日 20 mL，餐后 0.5～2 小时温水冲服。经期停止服药，28 天为 1 个疗程。本方适用于脾肾亏虚兼肝郁血瘀型患者，症见：40 岁或以前月经周期延迟，量少，色淡黯，渐至经闭不行，B超显示双侧卵巢偏小，子宫体积小；伴神疲倦怠，心悸气短，面色萎黄，食欲不振，四肢乏力，胸胁、乳房胀痛，精神抑郁，少腹胀痛；舌淡黯，苔薄，或有瘀点，脉沉弦涩。

膏方 3　药物组成：熟地黄 300 g，山药 300 g，山萸肉 250 g，紫河车 90 g，菟丝子 300 g，枸杞子 180 g，蒸何首乌 100 g，黄精 180 g，女贞子 180 g，墨旱莲 180 g，桑寄生 250 g，续断 250 g，怀牛膝 200 g，盐杜仲 200 g，当归 200 g，白芍 150 g，川芎 90 g，醋香附 120 g，炒山楂 180 g，炒麦芽 180 g，生姜 120 g，大枣 120 g，阿胶 180 g，蜂蜜 180 g。

以上中药加工为膏方，服用方法：每日 20 mL，餐后 0.5～2 小时温水冲服。经期停止服药，28 天为 1 个疗程。本方适用于肾虚血亏型患者，症见：40 岁或以前月经周期延迟，量少，色淡红，质稀，渐至经闭不行，B超显示双侧卵巢偏小，子宫体积小；伴神疲倦怠，头晕眼花，腰膝酸软，面色萎黄，头晕耳鸣；舌淡，苔薄，脉沉细。

膏方 4　药物组成：熟地黄 280 g，当归 180 g，白芍 150 g，川芎 60 g，醋香附 100 g，黄芪 600 g，党参 150 g，炒白术 250 g，黄精 180 g，仙鹤草 300 g，红景天 200 g，鹿角胶 100 g，龟板胶 100 g，酸枣仁 250 g，茯神 180 g，蜜远志 100 g，炙甘草 90 g，木香 60 g，龙眼肉 150 g，炒麦芽 180 g，阿胶 180 g，干姜 90 g，大枣 200 g，蜂蜜 180 g。

以上中药加工为膏方，服用方法：每日 20 mL，餐后 0.5～2 小时温水冲服。经期停止服药,28 天为 1 个疗程。本方适用于气血两虚型患者,症见:40 岁或以前月经周期延迟,量少,色淡红,质稀,渐至经闭不行,B 超显示双侧卵巢偏小,子宫体积小;伴神疲乏力,头晕眼花,心悸气短,面色萎黄;舌淡,苔薄,脉细弱。

膏方 5　药物组成:熟地黄 300 g,山药 300 g,山茱萸 300 g,茯苓 250 g,当归 200 g,枸杞子 250 g,杜仲 200 g,菟丝子 300 g,巴戟天 100 g,肉苁蓉 120 g,紫河车 90 g,锁阳 120 g,怀牛膝 200 g,盐杜仲 200 g,盐益智仁 100 g,炒麦芽 180 g,生麦芽 180 g,焦神曲 100 g,阿胶 180 g,蜂蜜 180 g,龟甲胶 100 g,鹿角胶 100 g。

以上中药加工为膏方,服用方法:每日 20 mL,餐后 0.5～2 小时温水冲服。经期停止服药,28 天为 1 个疗程。本方适用于肾气亏虚型患者,症见:40 岁或以前断经,月经稀少渐至闭经,或忽然停经,B 超显示双侧卵巢偏小,未见小卵泡,子宫体积小;伴有腰腿酸软,头晕耳鸣,倦怠乏力,夜尿频多;舌淡黯,苔薄白,脉沉细。

膏方 6　药物组成:熟地黄 300 g,生地黄 300 g,女贞子 250 g,墨旱莲 250 g,山药 300 g,山茱萸 200 g,当归 200 g,枸杞子 300 g,地骨皮 150 g,麦冬 180 g,蒸五味子 100 g,太子参 120 g,北沙参 100 g,白芍 280 g,炒川楝子 100 g,盐知母 100 g,盐黄柏 100 g,炒白术 200 g,木香 60 g,阿胶 200 g,蜂蜜 180 g,龟板胶 100 g。

以上中药加工为膏方,服用方法:每日 20 mL,餐后 0.5～2 小时温水冲服。经期停止服药,28 天为 1 个疗程。本方适用于阴虚血燥型患者,症见:40 岁或以前断经,月经稀少渐至闭经,或忽然停经,B 超显示双侧卵巢偏小,未见小卵泡,子宫体积小;五心烦热,失眠盗汗,口干渴;舌红,少苔,脉细数。

膏方 7　药物组成:熟地黄 300 g,菟丝子 300 g,当归 200 g,川芎 120 g,白芍 150 g,赤芍 150 g,桃仁 100 g,红花 100 g,炒枳实 120 g,延胡索 120 g,醋五灵脂 60 g,牡丹皮 150 g,乌药 120 g,醋香附 150 g,佛手 90 g,鸡血藤 180 g,茯苓 150 g,柴胡 120 g,炙甘草 100 g,阿胶 200 g,蜂蜜 180 g,龟板胶 100 g,鹿角胶 100 g。

以上中药加工为膏方，服用方法：每日 20 mL，餐后 0.5～2 小时温水冲服。经期停止服药，28 天为 1 个疗程。本方适用于气滞血瘀型患者，症见：40 岁之前月经突然停闭不行，伴胸胁、乳房胀痛，精神抑郁，少腹胀痛拒按，烦躁易怒；舌紫黯，有瘀点，脉弦涩。

膏方 8 　药物组成：菟丝子 200 g，葛根 200 g，女贞子 150 g，党参 150 g，茯苓 150 g，山茱萸 150 g，熟地黄 150 g，杜仲 150 g，枸杞子 150 g，黄精 150 g，续断 150 g，桑葚 150 g，鹿衔草 150 g，巴戟天 150 g，白芍 150 g，制何首乌 150 g，仙茅 150 g，淫羊藿 150 g，沙苑子 150 g，丹参 150 g，香附 150 g，郁金 150 g，柏子仁 150 g，合欢皮 150 g，知母 150 g，百合 100 g，砂仁 100 g（后下），炙甘草 60 g，阿胶 500 g，龟板胶 100 g，大枣 150 g，冰糖 300 g，黄酒 300 mL。

以上中药加工为膏方，服用方法：每日 20 mL，餐后 0.5～2 小时温水冲服。经期停止服药，28 天为 1 个疗程。本方适用于脾肾两虚、肝郁气滞型患者，症见：40 岁或以前月经周期延迟，量少，色淡，渐至经闭不行，B 超显示双侧卵巢偏小，子宫体积小；伴神疲乏力，面色萎黄，食欲不振，心悸不安，胸胁、乳房胀痛，心情抑郁；舌淡，苔薄，脉沉弦。

膏方 9 　药物组成：山楂 300 g，莱菔子 300 g，炒薏苡仁 300 g，炒白扁豆 300 g，清半夏 300 g，茯苓 300 g，陈皮 200 g，茵陈 200 g，枳壳 150 g，鸡内金 150 g，桃仁 150 g，牡丹皮 150 g，苍术 100 g，炙甘草 100 g，栀子 100 g，木糖醇适量。

以上中药加工为膏方，服用方法：每日 20 mL，餐后 0.5～2 小时温水冲服。经期停止服药，28 天为 1 个疗程。本方适用于血瘀痰湿型患者，症见：40 岁之前月经延后或突然停闭不行，伴形体肥胖，胸闷泛恶，痰多，或带下量多，少腹疼痛拒按；舌紫黯，苔厚腻，有瘀点，脉弦滑。

膏方 10 　药物组成：仙茅 100 g，淫羊藿 120 g，菟丝子 120 g，巴戟天 120 g，枸杞子 120 g，当归 120 g，熟地黄 120 g，肉桂 30 g，炙甘草 60 g，黄芪 120 g，炮姜 30 g，砂仁 30 g（后下），陈皮 90 g，首乌藤 150 g，阿胶 120 g，龟板胶 100 g，鹿角胶 120 g，炒麦芽 180 g，生麦芽 180 g，黄酒

300 mL。

以上中药加工为膏方，服用方法：每日 20 mL，餐后 0.5～2 小时温水冲服。经期停止服药，28 天为 1 个疗程。本方适用于冲任不调型患者，症见：40 岁或以前月经周期紊乱，渐至经闭不行，伴神疲乏力，眩晕耳鸣，时寒时热，烦躁不安，乳房胀痛，两胁不适，舌淡，苔薄，脉弦细。

膏方 11　药物组成：菟丝子 200 g，枸杞子 200 g，熟地黄 120 g，覆盆子 100 g，车前子 100 g，五味子 90 g，仙茅 100 g，淫羊藿 150 g，牛膝 120 g，当归 100 g，川芎 100 g，白芍 100 g，党参 150 g，炒白术 120 g，茯苓 150 g，炙甘草 100 g，陈皮 90 g，炒枳实 90 g，黄精 150 g，炒麦芽 120 g，女贞子 180 g，墨旱莲 180 g，巴戟天 180 g，龟板胶 120 g，鹿角胶 150 g，黄酒 300 mL。

以上中药加工为膏方，服用方法：每日 20 mL，餐后 0.5～2 小时温水冲服。经期停止服药，28 天为 1 个疗程。本方适用于脾肾两虚型患者，症见：40 岁或以前月经周期延迟，量少，色淡红，质稀，渐至经闭不行，B 超显示双侧卵巢偏小，子宫体积小；伴神疲倦怠，四肢乏力，头晕眼花，面色萎黄，纳呆，大便溏；舌淡，苔薄，脉沉细。

膏方 12　药物组成：熟地黄 200 g，菟丝子 150 g，牛膝 150 g，龟板胶 100 g，山药 200 g，山茱萸 200 g，枸杞子 150 g，女贞子 150 g，墨旱莲 150 g，麦冬 120 g，肉苁蓉 120 g，百合 120 g，蒸五味子 120 g，当归 120 g，白芍 150 g，地骨皮 120 g，北沙参 100 g，阿胶 200 g，蜂蜜 180 g，玉竹 100 g，天花粉 150 g，白扁豆 100 g，桑叶 60 g，生甘草 30 g。

以上中药加工为膏方，服用方法：每日 20 mL，餐后 0.5～2 小时温水冲服。经期停止服药，28 天为 1 个疗程。本方适用于肺肾阴虚型患者，症见：40 岁或以前断经，月经稀少渐至闭经，或忽然停经；伴有口燥咽干，腰膝酸软，形体消瘦，骨蒸潮热，咽痛音哑；舌红，少苔，脉细数。

卵巢早衰的预防与康复

 如何预防卵巢早衰的发生？

尽管目前对卵巢早衰的确切病因尚未完全清楚，但如果在日常生活中注意以下几点，对预防卵巢早衰的发生还是有积极作用的。

（1）注意合理营养：豆制品富含蛋白质和大豆异黄酮等植物源性雌激素，有抗卵巢衰老的作用。新鲜绿叶蔬菜是人类所需的维生素、矿物质和纤维素的重要来源之一，新鲜蔬菜由于富含木质素（植物源性雌激素）而具有抗卵巢早衰的作用。避免过多高脂肪、高胆固醇、高盐饮食，因其易导致卵巢动脉硬化，使卵巢萎缩变性，高盐饮食影响体液代谢。

（2）保持良好心态：长期在情绪不稳、心情抑郁、焦虑等不良情绪困扰和刺激下，中枢神经系统与下丘脑－垂体－卵巢轴功能失调，导致促卵泡素和黄体生成素异常分泌、排卵功能障碍、闭经，严重者引发卵巢早衰。日常生活中保持健康良好的心理状态，能够对疾病的治疗及预后起到积极的作用，可以促进并提高体内免疫活性物质的分泌。

（3）坚持适度运动：坚持体育锻炼能够有效预防卵巢早衰，能增强机体免疫力。女性青春期应多注重体育锻炼，从而保护卵巢的正常功能，防止卵巢疾病的发生。经常出差、熬夜的女性，由于工作压力过大，身体得不到充分的休息与调整，对卵巢的发育极为不利，会导致月经失调、卵巢炎甚至卵巢早衰等一系列疾病。

（4）避免不良环境因素影响：有毒物接触史，如乙烯、抗氧化剂代谢物、杀虫剂、易燃物等，毒物如橡胶制品、塑料制品等。同时，吸二手烟亦是高危因素之一。香烟中含有锰、苯、铅、多环芳烃等多种有害物质，可损害女性的生殖系统，其中月经失调为最常见的临床表现。

（5）做好安全防护：性生活要做好防护，尽量避免人工流产。人工流产是引发卵巢早衰的危险因素之一。随着人工流产次数增加，卵巢早衰发生的危险率也逐渐增加。妊娠时体内的雌激素、孕激素水平升高，人为地中断妊娠使体内雌激素、孕激素水平急剧下降，造成下丘脑－垂体－卵巢轴功能调节紊乱，导致月经量减少，甚至闭经。如果反复多次人工流产，机体内分泌系统会受到反复多次的影响，使女性卵巢功能逐渐减退，从而诱发卵巢早衰。

 如何保证优质睡眠预防卵巢早衰？

充足的睡眠有利于保养身体，恢复能量，增强免疫力，预防卵巢早衰等。那么如何提高睡眠质量呢？

☹ 睡觉前吃钙片。钙、镁等微量元素可降低心率和血压，放松肌肉和神经，进而改善睡眠质量。美国斯坦福大学研究人员发现，睡前补充 400 ～ 500 毫克钙（及等量的镁）可使 76% 的女性入睡更容易，醒来更精神。

☹ 睡前喝一杯热牛奶，牛奶中的钙物质可以很好地抑制大脑的兴奋细胞，让身体进入到休息的状态。

☹ 睡前洗个热水澡或者热水泡脚，让身体可以自然地感觉困乏，能够使肌肉松弛，促进心肾相交，提高睡眠质量。

☹ 睡觉前减慢自己的呼吸节奏，太过刺激或兴奋都会影响睡眠质量，可以选择在睡觉前进行适当的散步，或听轻柔、舒缓的音乐，让身体处于一个相对放松的状态，这样入睡后睡眠质量才会更好。

☹ 睡前尽量不要吃东西，也不要喝太多的水。中医认为"胃不和，则卧不安"，睡前吃得过饱，胃肠要"加班加点工作"，装满食物的胃会不断刺激大脑，令大脑一直处于兴奋状态中，这样又怎么能安稳地睡觉呢？睡前也不要喝茶，茶叶中含有的咖啡因等物质会刺激中枢神经，使人兴奋，入睡也会变得更加不易。当然，也不能饿着肚子上床，睡前如感到饥饿，可适当吃点温软的食物，并且在食后休息一会儿再睡觉。睡前喝一杯牛奶或蜂蜜，有助于提高睡眠质量。

◎ 腹式呼吸法，腹式呼吸是一种能吸入较多氧气的呼吸方法。这种缓慢且深长的呼吸方式可以刺激"掌管放松"的副交感神经系统，能降低过度紧绷的身体与心灵，帮助减轻焦虑，缓和不安的情绪，也可借由深层的呼吸加强身体内废弃物的排出。故若能持之以恒地练习几个月，对于压力及紧张造成的失眠，具有某种程度的助益。

 适当运动有助于预防卵巢早衰吗？

运动有利于新陈代谢及改善体内的血液循环，此外，还可以延缓器官的衰老和功能的减退。因此，女性朋友也可以在平时的生活中通过加强体育锻炼来维持卵巢活力，预防卵巢早衰。那么，如何进行有效的运动呢？

◎ 能步行就步行，能站着就不要坐着。研究表明，慢跑、散步对女性来说，可以增加体内新陈代谢，促进消化吸收，改善心肺功能，有助于改善睡眠。最为重要的是，也可以影响女性的内分泌功能，进而预防卵巢早衰。

◎ 生活中我们在上楼时，可以选择走楼梯的方式来锻炼身体，可以在工作之余适当活动一下，如伸腰、站立眺望远处等方式。此外，每周能抽出些时间来参加户外运动，在锻炼身体之余，还可以呼吸新鲜空气，感受大自然的魅力。

◎ 还可以选择其他方式，如瑜伽、慢跑、太极拳等。

瑜伽是一种有益于身心的锻炼方式，通过特殊的锻炼动作和呼吸方式可以使身体保持平稳、精神放松。长期的瑜伽锻炼，有益于身心释放、形体修复及排毒养颜。其作用机制是通过去除体内的废物，疏通全身气血，调节下丘脑－垂体－卵巢轴功能，从而延缓衰老。

中医认为太极拳是一种动静结合的运动方式，其动作柔和，呼吸匀长，静中有动，动中有静，可以调和人体的气血阴阳，疏通脏腑经络，进而增强人体的精、气、神，对卵巢功能的改善也有一定的作用。

可以预防女性卵巢早衰的食物有哪些?

现在越来越多的女性开始出现卵巢早衰，我们的日常饮食也关系着卵巢的健康，为了防止卵巢早衰，女性朋友在日常生活中应该养成良好的饮食习惯，应多食绿色健康的食物，少食垃圾食品。多选择瘦肉、鱼类、豆制品、鸡蛋、牛奶、蘑菇、木耳、海带、紫菜等食物。

瘦肉中含有丰富的蛋白质及必需的脂肪酸、钙、磷、铁等成分，可以增强人体的免疫功能，调节新陈代谢。

鱼类是一种高蛋白低脂肪的食物，其肉含有丰富的微量元素、矿物质、蛋白质和不饱和脂肪酸，多吃鱼肉可以补充胶原蛋白、增强免疫力、保护视力，降低乳腺疾病的发生。

大豆内含有丰富的优质蛋白、大豆异黄酮、大豆磷脂等，长期服用豆制品可以调理女性本身雌激素的分泌。

鸡蛋中含有丰富的营养成分，蛋清中含有优质蛋白、生物素、核黄素和钙、磷、铁等成分；蛋黄中含有卵磷脂、维生素、磷、铁、钙等成分。多吃鸡蛋可以帮助人体补充蛋白质、钙，有补脑益智、延缓衰老等作用。

牛奶中含有丰富的蛋白质、钙、磷、锌、铜、钙等成分，营养丰富、易消化吸收。多喝牛奶有增强人体免疫功能、美容养颜、促进新陈代谢等作用。

菌类，如蘑菇中含有硒、氨基酸、纤维素和维生素等成分，具有祛皱淡斑、抗氧化、防衰老、防癌等作用；木耳中含有蛋白质、磷脂、钙、磷、铁等矿物质和维生素B族等成分，具有补血益气、抗氧化、防癌等作用。

藻类，如海带中含有丰富的碳水化合物、碘、硒等营养成分，具有防治甲状腺肿、增强免疫力、降血压、降血脂、预防心脑血管疾病等作用；紫菜中含有蛋白质、维生素以及多糖等营养成分，具有增强免疫力、抗癌、降血脂、预防肿瘤等作用。

除此之外，还应保持饮食清淡，不要过食辛辣、刺激性的食物，做到饮食有节，按时进餐，不暴饮暴食。

预防卵巢早衰的常用食疗方有哪些?

（1）百合莲子粳米粥（失眠多梦、心悸者服用）：百合 20 g，莲子 20 g，粳米 50 g。将粳米、百合、莲子放入水中先大火煮 30 分钟，然后小火熬 15 分钟，早晚服用。

（2）二仙羊肉汤（补肾温阳，可辅治体虚、子宫虚寒）：羊肉 250 g，生姜 15 g，仙茅 10 g，淫羊霍 15 g。备好羊肉，将羊肉切片，放砂锅内加水适量，三味中药用纱布包裹，放入锅中，小火煮羊肉，炖至熟烂即可，食肉喝汤。

（3）杞子二肚汤（滋肾填精，用于肾阴虚性卵巢早衰）：枸杞子 15 g，猪肚 100 g。将猪肚洗净、切片，与枸杞子一同放在锅中，加上适量清水煮熟后可饮汤。

（4）大枣阿胶汤（气血虚型，月经量少）：阿胶 10 g，大枣 30 g。将备好的大枣加入少量的水，上火煮半小时，然后将阿胶放入大枣水中搅拌后服用。

（5）红糖生姜水（暖子宫，宫寒者服用）：红糖 100 g，生姜 30 g。首先将水煮沸，然后放入红糖煮 10 分钟，再将切成丝的生姜放入红糖水中再煎 10 分钟。经前一周开始服用，每天 200 mL 温服。

（6）首乌精米汤：何首乌 12 g，黄精 15 g，粳米 30 g。此方可以滋肾填精、养血益阴，经后期食用比较合适。

（7）十全大补汤：猪骨 500 g，党参、茯苓、黄芪、白术各 10 g，肉桂 3 g，熟地黄、当归各 15 g，白芍 15g，川芎 10，炙甘草 6g，生姜 30g，葱、花椒适量，煮汤食用。此方可补气养血，适用于气虚乏力的卵巢早衰患者。

（8）冰糖杞圆炖燕窝：一盏燕窝，枸杞子 10 g，桂圆 6 g，冰糖 30 g。将清洗干净的燕窝沥干放入已经加好开水的炖盅内，再加入枸杞子、桂圆，冰糖，隔水小火炖煮。此方可补血养颜、润肺止咳，适用于心悸失眠、头晕目眩患者。

（9）灵芝猪蹄汤：灵芝 10 g，猪蹄 1 只，葱段、姜片适量，小火炖煮。此汤具有抗衰老、增加免疫力、养颜美容的作用。

如何调整作息习惯帮助改善卵巢功能?

充足的睡眠是保证身体健康的必需品。良好的作息习惯对于延缓卵巢衰老也大有益处,每天的睡眠时间应维持在 7 ～ 8 小时。顺应这种生理时间则有利于提高工作效率和生活质量,反之则影响健康。

保证充足的睡眠,生活作息规律,能让人保持充沛的精神和体力。反之,不良的作息习惯可致卵巢早衰的发生。因而,预防卵巢早衰最重要的是不要熬夜,每天晚上最好在 11 点前睡觉。若入睡困难,睡前可以多做几次深呼吸,然后放慢呼吸;或者睡前阅读一本书,眼睛疲劳的时候更有助于入睡。另外,在睡前不要去考虑一些让人忧心、焦虑不安的事情。除此之外,我们可以在睡前听一些舒缓的、让人心情放松的轻音乐,尽量地让全身放松。

除此之外,改善睡眠环境也是非常重要的。要保持卧室安静和较暗的光线,适中的枕头、宽松的睡衣都有助于让自己放松。或者睡前喝一杯牛奶有助于入睡。

哪些水果有益于卵巢功能的改善?

卵巢早衰的患者应该多吃些什么水果呢?研究发现,苹果、草莓、火龙果、柑橘类水果、葡萄、梨、柚子有益于保养卵巢功能,降低卵巢早衰的发生。

苹果中含有类黄酮,具有抗氧化的作用,可以抑制低密度脂蛋白的氧化,起到抗动脉粥样硬化的作用。另外,苹果中含有丰富的果胶,可以降低胆固醇水平。

草莓中含有丰富的有机酸、果胶、维生素 B 族、维生素 C、葡萄糖、锰元素、花青素和儿茶素。多吃草莓可以降低患乳腺癌、结肠癌、前列腺癌的风险,还可以抗氧化,改善皮肤色素。

火龙果含有植物性白蛋白、花青素、维生素和水溶性膳食纤维。其中白蛋白对重金属类中毒具有解毒的功效。

柑橘类水果内含有丰富的维生素C、维生素E及叶酸，可以抑制卵巢早衰的发生。

葡萄中含有丰富的维生素B₁、维生素B₂、维生素C及人体必需的氨基酸等。另外，紫葡萄中含有花青素和类黄酮，具有抗氧化的作用，可以清除自由基，延缓衰老。多吃葡萄还可以增强免疫力，抗癌，预防血栓形成，缓解疲劳。

梨中富含维生素、果胶、葡萄糖、蛋白质及钙、磷、铁等元素，能够增强免疫力、助消化、止咳化痰、降血压。

柚子中含有丰富的维生素、果胶及叶酸，能够起到淡化色斑、排毒养颜及保护卵巢功能的作用。

 如何进行心理减压帮助改善卵巢功能？

随着生活节奏的加快，女性的社会地位不断提高，其面临的压力也越来越大。临床中时常会碰到一些年轻的女性，月经很正常，卵巢功能也正常，但因某些重大情志刺激，如家庭破裂、亲人离世或其他事故等，使卵巢功能迅速衰退的病例。所以，为了保护卵巢，面对巨大的心理压力时，我们该如何做才能为心理减压？以下方法可以参考使用。

（1）通过想象，帮助思维放空：如"静躺在一望无际的大草原上，望着蓝天白云，哼上一首欢快的小曲"，或是"躺在沙发上，听着优美、舒缓的轻音乐"。让自己在短时间内放松、休息，会让人感到生活的舒适和惬意。

（2）敢于发泄、哭泣：研究发现，哭能缓解压力，通过哭泣可以将心中的不快宣泄出来，进而缓解压力。除此之外，也可以向朋友倾诉、交流，减轻心理负担。

（3）运动减压：慢跑、打拳对女性来说，既是一项运动方式，也是一种减压、缓解压力的方式。女性朋友可以通过锻炼，将自己的注意力集中在运动中，既可以增强体质，也可以宣泄、缓解心中的压力。

（4）看电影：有专家建议，当人有压力、烦恼时，可以去看一场电影，将自己不愉快的心情抛至一边，在看恐怖电影的时候可以呐喊、宣泄自己的烦恼，或者是看喜剧片，在欢笑中将烦心、琐碎的事忘掉。

综上所述，女性朋友应学会调节情绪，正确面对压力问题，及时宣泄负面情绪，以保护我们的卵巢。

 补充维生素能帮助改善卵巢功能吗？

在日常生活中，不少爱美的女性会服用或者外用维生素 E 来"留住美丽的容颜"，时常有卵巢功能减退患者问，补充维生素能不能改善卵巢功能呢？答案是可能会有一定的帮助。研究表明，维生素 E 可以增强卵巢功能，并可以在一定程度上改善高龄引起的卵巢功能下降，其作用机制在于它可以调节脑垂体前叶分泌促性腺激素的功能，保护卵巢储备功能，促进各阶段卵泡的生长发育，提高卵子的质量，改善黄体功能，提高孕酮水平，进而增加受孕率。维生素 C 聚集在颗粒细胞、卵泡膜细胞和黄体细胞内，并参与黄体的生成与退化，研究表明，其具有延缓衰老、提高免疫力、促进细胞代谢的功效。辅酶 Q10 存在于人体的细胞中，是人体自身合成的、可维持机体健康的关键物质，其抗氧化能力是维生素 E 的 40 倍，具有抗氧化、改善色素暗沉、增强免疫力、提高卵子质量的功效。

特别提醒：补充维生素可在一定程度上改善卵巢功能，但绝不能仅仅依赖补充维生素来预防和治疗卵巢功能减退，还是需要在专业医生的指导下，依据具体病情，制订综合方案。只有这样，才会获得更好的效果。